Kohlhammer

Die Autorinnen

Martina Wolf-Arehult leitet das DBT-Team, das Essstörungsteam und ein tagesklinisches Behandlungsteam für affektive Störungen am Universitätsklinikum in Uppsala, Schweden, und ist Teil eines Forschungsteams an der Uppsala Universität (Department of Neuroscience). Studium der Psychologie an der Uppsala Universität von 1991 bis 1996, Promotion 2003 an der Eberhard Karls Universität Tübingen. In den Jahren 2003–2008 Ausbildung zur Psychologischen Psychotherapeutin an der Tübinger Akademie für Verhaltenstherapie (TAVT). Wissenschaftliche Mitarbeiterin und Dipl.-Psychologin an der Universitätsklinik Freiburg (2002-2003) und am Zentralinstitut für Seelische Gesundheit in Mannheim (2003-2007). Nach dem Aufbau einer DBT-Station des Universitätsklinikums Tübingen von 2007–2010 Rückkehr zur Uppsala Universität in Schweden. Gründungsmitglied und Vorstand des Fördervereins der Dialektisch Behavioralen Therapie (DBT) im skandinavischen Raum (DBT Scandinavia) seit 2012. Leitung verschiedener Workshops und Vorlesungen über Borderline Persönlichkeitsstörungen, Essstörungen, DBT und Radically open DBT nach Prof. Tom Lynch.

Cornelia Beckmann ist Psychologische Psychotherapeutin (VT) und Therapeutin für Dialektisch Behaviorale Therapie (DBT) der Borderline-Störung, seit 2011 niedergelassen in eigener Praxis in Emmendingen bei Freiburg. Nach dem Abschluss des Diplom-Studiengangs Psychologie 2001 an der Universität Konstanz von 2001 bis 2003 wissenschaftliche Mitarbeiterin im Borderline-Forschungsprojekt der Universitätsklinik für Psychiatrie und Psychotherapie Freiburg. Von 2003 bis 2011 Beratung und Psychotherapie an der Beratungsstelle Frauenhorizonte gegen sexuelle Gewalt e.V. in Freiburg. Zusätzlich von 2001 bis 2012 tätig als vom Dachverband DBT zertifizierte DBT-Trainerin im Rahmen von Fort- und Weiterbildung für Psychotherapeuten und Pflegepersonal.

Martina Wolf-Arehult, Cornelia Beckmann

Achtsamkeitstraining

Ein Trainingsmanual für
psychiatrische Patienten

Unter Mitarbeit von Hans Gunia

2. aktualisierte Auflage

Verlag W. Kohlhammer

Dieses Werk einschließlich aller seiner Teile ist urheberrechtlich geschützt. Jede Verwendung außerhalb der engen Grenzen des Urheberrechts ist ohne Zustimmung des Verlags unzulässig und strafbar. Das gilt insbesondere für Vervielfältigungen, Übersetzungen, Mikroverfilmungen und für die Einspeicherung und Verarbeitung in elektronischen Systemen.

Pharmakologische Daten, d. h. u. a. Angaben von Medikamenten, ihren Dosierungen und Applikationen, verändern sich fortlaufend durch klinische Erfahrung, pharmakologische Forschung und Änderung von Produktionsverfahren. Verlag und Autoren haben große Sorgfalt darauf gelegt, dass alle in diesem Buch gemachten Angaben dem derzeitigen Wissensstand entsprechen. Da jedoch die Medizin als Wissenschaft ständig im Fluss ist, da menschliche Irrtümer und Druckfehler nie völlig auszuschließen sind, können Verlag und Autoren hierfür jedoch keine Gewähr und Haftung übernehmen. Jeder Benutzer ist daher dringend angehalten, die gemachten Angaben, insbesondere in Hinsicht auf Arzneimittelnamen, enthaltene Wirkstoffe, spezifische Anwendungsbereiche und Dosierungen anhand des Medikamentenbeipackzettels und der entsprechenden Fachinformationen zu überprüfen und in eigener Verantwortung im Bereich der Patientenversorgung zu handeln. Aufgrund der Auswahl häufig angewendeter Arzneimittel besteht kein Anspruch auf Vollständigkeit.

Die Wiedergabe von Warenbezeichnungen, Handelsnamen und sonstigen Kennzeichen in diesem Buch berechtigt nicht zu der Annahme, dass diese von jedermann frei benutzt werden dürfen. Vielmehr kann es sich auch dann um eingetragene Warenzeichen oder sonstige geschützte Kennzeichen handeln, wenn sie nicht eigens als solche gekennzeichnet sind.

Es konnten nicht alle Rechtsinhaber von Abbildungen ermittelt werden. Sollte dem Verlag gegenüber der Nachweis der Rechtsinhaberschaft geführt werden, wird das branchenübliche Honorar nachträglich gezahlt.

Dieses Werk enthält Hinweise/Links zu externen Websites Dritter, auf deren Inhalt der Verlag keinen Einfluss hat und die der Haftung der jeweiligen Seitenanbieter oder -betreiber unterliegen. Zum Zeitpunkt der Verlinkung wurden die externen Websites auf mögliche Rechtsverstöße überprüft und dabei keine Rechtsverletzung festgestellt. Ohne konkrete Hinweise auf eine solche Rechtsverletzung ist eine permanente inhaltliche Kontrolle der verlinkten Seiten nicht zumutbar. Sollten jedoch Rechtsverletzungen bekannt werden, werden die betroffenen externen Links soweit möglich unverzüglich entfernt.

2. aktualisierte Auflage 2019

Alle Rechte vorbehalten
© W. Kohlhammer GmbH, Stuttgart
Zeichnungen: © Renate Alf
Gesamtherstellung: W. Kohlhammer GmbH, Heßbrühlstr. 69, 70565 Stuttgart
produktsicherheit@kohlhammer.de

Print:
ISBN 978-3-17-033711-4

E-Book-Formate:
pdf: ISBN 978-3-17-033712-1
epub: ISBN 978-3-17-033713-8
mobi: ISBN 978-3-17-033714-5

Inhalt

Vorwort 9

Vorwort zur 2. Auflage 11

Einleitung 13
    An wen richtet sich das Buch? 13

Zum Inhalt des Buches 15

I   Theorie

1   Einführung 19
    1.1   Was ist Achtsamkeit? 19
    1.2   Die annehmende Haltung 20
    1.3   Inwiefern ist Achtsamkeit hilfreich? 21
    1.4   Wie wird Achtsamkeit von wichtigen Vertretern von
          Meditation und Achtsamkeit beschrieben? 21
    1.5   Wie übe ich Achtsamkeit? 22
    1.6   Anwendungsbereiche von Achtsamkeit 26
    1.7   Biologische Effekte regelmäßiger Achtsamkeitspraxis ... 29
    1.8   Achtsamkeit, Mitgefühl und Selbstmitgefühl 30

2   Rahmenbedingungen und Struktur 31
    2.1   Struktur 31
    2.2   Leitung der Gruppe 32
    2.3   Die Rolle des Einzeltherapeuten 32
    2.4   Gruppenregeln 33

3   Die therapeutische Haltung 35
    3.1   Sorgen Sie für eine angenehme Atmosphäre 35
    3.2   Sammeln Sie eigene Erfahrungen mit Achtsamkeit! 36

4   Einführung für neue Teilnehmer 37
    4.1   Das Aufnahmegespräch 37
    4.2   Einführung in die Achtsamkeit 38
    4.3   Ziele von Achtsamkeit 38
    4.4   Mögliche Vorbehalte und persönliche Schwierigkeiten ... 38

	4.5	Allgemeine Informationen zu den Rahmenbedingungen	39
	4.6	Gruppenregeln	39
	4.7	Die Basisübung	39
5		Allgemeiner Ablauf einer Sitzung	40
6		Die Übungsgruppe	42

II Praxis Sitzungen 1–13

Übersicht der Sitzungen 47
  Sitzung 1 – Eine kleine Geschichte: In Eile durch das Leben 51
  Sitzung 1 – Kommentare 52
  Sitzung 1 – Kommen Sie an im Hier und Jetzt! 55
  Sitzung 2 – Eine kleine Geschichte: Schrecklich oder ober-hammer-
     geil? 57
  Sitzung 2 – Kommentare 58
  Sitzung 2 – Achtung! Bewertung! 62
  Sitzung 3 – Eine kleine Geschichte: Ein Fest für die Sinne 63
  Sitzung 3 – Kommentare 64
  Sitzung 3 – Riech doch mal wieder! 67
  Sitzung 4 – Eine kleine Geschichte: Tango 69
  Sitzung 4 – Kommentare 70
  Sitzung 4 – Kennen Sie das »Wassergefühl«? 73
  Sitzung 5 – Eine kleine Geschichte: Der Traum, fertig zu werden .. 75
  Sitzung 5 – Kommentare 76
  Sitzung 5 – Verbessern Sie Ihren Umgang mit Stress
     und Perfektionismus! 79
  Sitzung 6 – Eine kleine Geschichte: Die Qual der Wahl 81
  Sitzung 6 – Kommentare 82
  Sitzung 6 – Achten Sie auf sich selbst! 85
  Sitzung 7 – Eine kleine Geschichte: »Ich höre etwas, was du nicht
     hörst« 87
  Sitzung 7 – Kommentare 88
  Sitzung 7 – Werden Sie eine Torhüterin/ ein Torhüter! 91
  Sitzung 8 – Eine kleine Geschichte: Die Kunst des Aufschiebens ... 93
  Sitzung 8 – Kommentare 94
  Sitzung 8 – Machen Sie den Weg zum Ziel! 96
  Sitzung 9 – Eine kleine Geschichte: Der alte Mann am Meer 98
  Sitzung 9 – Kommentare 99
  Sitzung 9 – Gewinnen Sie Augenblicke! 102
  Sitzung 10 – Eine kleine Geschichte: Eine Stadt voller Idioten 104
  Sitzung 10 – Kommentare 105
  Sitzung 10 – Weniger Ärger mit dem Ärger 109
  Sitzung 11 – Eine kleine Geschichte: Wecken in zehn Schritten 112

Sitzung 11 – Kommentare 113
Sitzung 11 – Wissen Sie, wie sich Ihr Alltag anfühlt? 115
Sitzung 12 – Eine kleine Geschichte: Heldenhaft 117
Sitzung 12 – Kommentare 118
Sitzung 12 – Akzeptanz statt »Kopf-durch-die-Wand« 121
Sitzung 13 – Eine kleine Geschichte: Diese ewige Selbstkritik 123
Sitzung 13 – Kommentare 124
Sitzung 13 – Ab heute nur noch mit Mitgefühl 128

III Umgang mit Schwierigkeiten

1 Schwierigkeiten beim Üben 133

2 Schwierigkeiten in der Gruppensituation 136

IV Anhang
Einverständniserklärung 141
Gruppenregeln für das Achtsamkeitstraining 141
Infoblatt Einführung in das Achtsamkeitstraining 142
Infoblatt Ihre Basisübung: Diese Übung soll Sie täglich begleiten! .. 145
Infoblatt Achtsamkeit im Alltag: Nutzen Sie jede Gelegenheit! 150
Übungsprotokoll 152

Literatur 153

Stichwortverzeichnis 157

Inhalt Content Plus

- Materialien zu den Sitzungen 1–13:
  jeweils die einführenden Geschichten sowie die Hausaufgaben für die Teilnehmer
- Einverständniserklärung – Gruppenregeln
- Infoblatt – Einführung in das Achtsamkeitstraining
- Infoblatt Basisübungen
- Infoblatt – Achtsamkeit im Alltag
- Übungsprotokoll

Hinweise zum Download finden Sie im Buchinnenteil.

Vorwort

Achtsamkeit bietet die Möglichkeit frei zu werden – frei von starren Vorstellungen und eingefahrenen Denk- und Verhaltensmustern. Mittels ihrer werden wir uns nicht nur unserer Konzepte bewusst, sondern wir lernen zugleich, sie zu relativieren und unsere Persönlichkeit auf neue selbst gesteckte Ziele auszurichten. Vermutlich ist dies der Grund, warum Achtsamkeit nicht nur in Fachkreisen geschätzt wird, sondern mittlerweile das Interesse einer breiten Öffentlichkeit erfährt.

Wir haben ihren unschätzbaren Wert für die psychotherapeutische Arbeit zuerst im Rahmen unserer Arbeit mit der Dialektisch Behavioralen Therapie (DBT) der Borderline-Störung nach M. Linehan kennen gelernt. Mittlerweile ist sie untrennbar mit unserer gesamten therapeutischen Arbeit verbunden und darüber hinaus ein wichtiger Teil auch unserer persönlichen Entwicklung geworden.

Im Rahmen unserer Tätigkeit als Leiterinnen von Fortbildungen und im Austausch mit Fachkollegen haben wir das wachsende Interesse an Achtsamkeit wahrgenommen. Mit unserem Buch reagieren wir auf das wachsende Interesse gerade auch bei Kolleginnen und Kollegen, die bisher wenig eigene Erfahrung mit dem Üben und v.a. Vermitteln von Achtsamkeit haben und dennoch ein Training für Patientinnen und Patienten anbieten wollen oder mit dem Angebot den Anforderungen des Klinikalltags genügen müssen. Dieses Buch ist deshalb als Manual für die schnelle Umsetzung im klinischen Alltag entwickelt worden.

An dieser Stelle möchten wir uns bedanken. Das vorliegende Manual ist das Ergebnis unserer praktischen Erfahrung im Verlauf der vergangenen 15 Jahre. Unsere Patientinnen und Patienten waren uns dabei mit ihren Anregungen, Rückmeldungen und Kritik ungemein wichtige Lehrmeister. Ohne sie gäbe es das Manual in dieser Form nicht. Unser herzlichster Dank geht deshalb zuallererst an sie für ihre Unterstützung, ihr Vertrauen und auch ihre Geduld, wenn wir wieder etwas Neues ausprobiert haben.

Bedanken möchten wir uns auch bei Prof. Dr. med. Martin Bohus, unserem Ausbilder und Supervisor in DBT, sowie unseren ehemaligen Kolleginnen und Kollegen aus dem DBT-Team der Psychiatrischen Universitätsklinik Freiburg, des Zentralinstituts für seelische Gesundheit in Mannheim sowie der Psychiatrischen Universitätsklinik Tübingen. Die Zusammenarbeit hat uns geprägt und hat uns wertvolle Erfahrungen gegeben, die dieses Buch maßgeblich beeinflusst haben.

Unser besonderer Dank gilt Sandra, die uns mit ihren eigenen Beispielen einen persönlichen Einblick in die Arbeit mit Achtsamkeit erlaubt hat.

Unseren Familien danken wir für ihre endlose Geduld und Unterstützung.

Freiburg und Uppsala, September 2012

Vorwort zur 2. Auflage

Das anhaltende Interesse und die mittlerweile etablierte Integration von Achtsamkeit in die Psychotherapie bestätigt, was auch durch Forschungsergebnisse zunehmend untermauert wird – Achtsamkeit ist von unschätzbarem Wert für die Entwicklung, Wiederherstellung und Aufrechterhaltung von psychischer Gesundheit.

Wir haben den Druck der zweiten Auflage genutzt, das Trainingsmanual durch eine, wie wir meinen, weitere wichtige und eng mit Achtsamkeit verknüpfte Komponente zu ergänzen, der Entwicklung von Mitgefühl und Selbstmitgefühl. Hierzu existieren bereits eigene vollständige Therapieansätze und Übungsbücher anderer Autoren, weswegen die Anregung zur Erarbeitung des Themas mit Patientinnen und Patienten und die vorgeschlagenen Übungen nur einen Anreiz geben können, sich auch außerhalb des Trainings weiter mit diesem Thema zu beschäftigen.

Letztendlich gilt dies natürlich für alle Inhalte unseres Manuals. Achtsamkeit kann zur kurzfristigen Regulation von Stress und Unwohlsein genutzt werden, ihren tiefgreifenden Wert entfaltet sie jedoch erst durch regelmäßige Übung. Und so freuen wir uns immer wieder über die Rückmeldung unserer Patientinnen und Patienten über die positiv erlebten Veränderungen, die die Übung von Achtsamkeit in ihrem Leben bewirkt haben.

Die bisherigen Sitzungen sind bei nur kleineren sprachlichen Änderungen nahezu identisch geblieben. Für die bessere Handhabung haben wir uns in der Überarbeitung allerdings entschlossen, ein eigenes neues Übungsprotokoll zu erstellen mit Platz für Bemerkungen, so dass es einen höheren Informationswert besitzt als die bisherigen Protokolltabellen. Die Hausaufgabenblätter sind im Download nun auf einer Seite, soweit dies möglich war. Eine weitere Änderung zur ersten Auflage betrifft die Vorschläge für die Übungszeiten der Basisübung, die etwas verlängert wurden. Letztendlich bleibt es eine individuelle Abwägung, Zutrauen in die Fähigkeiten von uns selbst und unseren Patientinnen und Patienten zu haben und gleichzeitig nicht zu überfordern.

Wir wünschen Ihnen und Ihren Patientinnen und Patienten weiterhin viel Freude beim Üben und Umsetzen!

Uppsala und Freiburg, Mai 2018

Einleitung

In dem Film »Forrest Gump« von Robert Zemeckis, ausgezeichnet mit sechs Oscars, dürfen wir die Welt mit den Augen von Forrest Gump kennen lernen. In der ersten Szene des Films wiederholt er die Worte seiner Mutter: »*Das Leben ist wie eine Schachtel Pralinen: Man weiß nie, was man bekommt.*«

Der Vergleich gibt einen Hinweis darauf, warum wir Achtsamkeit brauchen – wir brauchen Achtsamkeit,

- um die Pralinen und die Schachtel selbst besser kennen zu lernen,
- um anzunehmen, was wir in der Schachtel finden,
- um nicht ausgerechnet die Pralinen haben zu wollen, die *nicht* in der Schachtel liegen,
- um unsere Reaktionen auf die Schachtel sowie auf die Pralinen darin wahrzunehmen und zu verstehen, und
- um Distanz zu unseren Reaktionen und auch Kontrolle über unser Verhalten zu bekommen.

Damit erschließt sich auch der Nutzen für die Psychotherapie. Probleme entstehen häufig dadurch, dass wir in Gedanken bei negativen Ereignissen aus der Vergangenheit sind oder negative Ereignisse in der Zukunft antizipieren. Dabei verpassen wir gleichzeitig den Augenblick und können unter Umständen nicht situationsadäquat reagieren. Probleme entstehen, wenn wir die aktuelle Situation nicht annehmen können und versuchen Dinge zu erreichen, die nicht erreichbar sind. Probleme erleben wir auch, wenn wir keinen Abstand zu unseren Gedanken und Gefühlen bekommen, uns in ihnen verwickeln und unser Verhalten nicht kontrollieren können. Achtsamkeit wirkt dem allem effektiv entgegen. Ihre Wirksamkeit im Rahmen von beispielsweise Stressminderung, Rückfallprävention bei Depression u. a. konnte in unterschiedlichen Studien nachgewiesen werden (▶ Kap. 1.6).

Einleitung

An wen richtet sich das Buch?

Dieses Buch gibt in manualisierter Form eine Anleitung zur Durchführung einer Achtsamkeitsgruppe mit psychiatrischen oder psychosomatischen Patienten[1] im stationären Rahmen. Die Durchführung im ambulanten Rahmen oder in Einzelsitzungen ist jedoch ebenso möglich. Das Buch richtet sich vor allem an die Kollegen, die sich in die Praxis von Achtsamkeit und vor allem deren Vermittlung einarbeiten wollen.

Die Übungen der einzelnen Sitzungen sind sehr einfach und kurz gehalten und deshalb besonders für Patienten geeignet, die ein hohes Kontrollbedürfnis haben (z. B. traumatisierte Patienten oder Patienten mit Persönlichkeitsstörungen) oder in ihrer Konzentrationsfähigkeit stark beeinträchtigt sind und die keine oder wenig Erfahrung mit Achtsamkeit haben. Wir empfehlen in jedem Fall die Einbindung in ein therapeutisches Gesamtkonzept mit begleitender Einzeltherapie.

---

1 Wenn im Folgenden auf die Nennung beider Geschlechter verzichtet wird, dann dient dies ausschließlich der besseren Lesbarkeit. Selbstverständlich sind aber immer beide Geschlechter gemeint.

Zum Inhalt des Buches

Das Buch gliedert sich in einen Theorie- und einen Praxisteil. Der Praxis von Achtsamkeit soll in diesem Buch das Hauptaugenmerk gelten. Achtsamkeit können wir nur begreifen, wenn wir sie aktiv üben. Dies gilt nicht nur für die Patienten, mit denen wir arbeiten, sondern in gleichem Maße auch für uns selbst. Wir möchten Sie deshalb darin bestärken, Achtsamkeit von Beginn an auch als Haltung und als tägliche Übung für sich selbst zu entdecken. Die innere Ausrichtung und Haltung sind von zentraler Bedeutung. Deshalb beginnt das Buch im Theorieteil mit einer kurzen allgemeinen Einführung zur Achtsamkeit. Nach einer Übersicht der Anwendungsfelder von Achtsamkeit und dem aktuellen Forschungsstand endet der Theorieteil mit allgemeinen Informationen zur Durchführung des Trainings.

Der Praxisteil beinhaltet genaue Anleitungen für die Durchführung von insgesamt 13 Sitzungen. Sie bestehen aus einer Mischung von Wissensvermittlung, Diskussion, Übung und Erfahrungsaustausch und verfolgen unterschiedliche thematische Schwerpunkte. Zu jeder Sitzung finden Sie neben der Übungsanleitung der jeweiligen Stunde eine kurze Geschichte, die in der Gruppe vorgelesen wird und die das Thema der Stunde aufgreift, Anregungen für die Diskussion mit Kommentaren für Gruppenleiter und ein Arbeitsblatt für Gruppenteilnehmer, das wichtige Informationen und Anleitungen von Hausaufgaben beinhaltet. Die große Bandbreite an Übungen gibt einen Einblick in die vielfältigen Möglichkeiten des Trainings und der Vertiefung von Achtsamkeit im Alltag wie auch in der formalen Praxis.

Am Ende des Buches gehen wir schließlich noch auf häufig gestellte Fragen und Schwierigkeiten ein.

Die vorgestellten Übungen sind vornehmlich im Rahmen unserer langjährigen Arbeit mit Patienten mit einer Borderline-Persönlichkeitsstörung und der Arbeit mit der Dialektisch-Behavioralen Therapie (DBT) nach Marsha Linehan entstanden (▶ Kap. 1.6). Der theoretische Hintergrund und die Übungen sind ebenfalls beeinflusst durch unser Studium und die Praxis von Achtsamkeit nach u. a. Thich Nhat Hanh sowie des tibetischen Buddhismus als auch verschiedenste andere achtsamkeitsbasierte psychotherapeutische Methoden wie z. B. das Mindfulness Based Stress Reduction Program (MBSR) nach Jon Kabat Zinn (▶ Kap. 1.6). Folglich wurde die klassische DBT-Nomenklatur nicht verwendet, obwohl es große Überschneidungen mit dem Achtsamkeitskonzept der DBT gibt. Das Programm findet mittlerweile Anwendung nicht nur in unserer Arbeit mit Borderline-Patienten, sondern auch in der Behandlung anderer psychiatrischer Störungsbilder (z. B. bei Depression und Angststörungen).

I Theorie

1 Einführung

1.1 Was ist Achtsamkeit?

Achtsamkeit beinhaltet verschiedene Aspekte. Im alltagssprachlichen Gebrauch meinen wir damit für gewöhnlich eine gelenkte und gesteigerte Aufmerksamkeit – Aufmerksamkeit für uns oder für das, was im Augenblick um uns herum geschieht. Sie ist damit das Gegenteil von dem, was wir im Folgenden »Autopilot-Modus« nennen wollen. Wir alle kennen diesen Zustand: Wir tun etwas – z. B. mit dem Auto von A nach B fahren – sind aber in Gedanken ganz woanders. Am Ende wissen wir nicht, was in der Zwischenzeit wirklich passiert ist. Achtsamkeit bedeutet also zunächst ganz vereinfacht gesagt Bewusstheit zu entwickeln für den gegenwärtigen Moment. Achtsamkeit heißt, mit unserer Aufmerksamkeit und unserem Bewusstsein bei dem zu sein, was jetzt gerade ist – was wir sehen, was wir hören, was wir fühlen, was wir riechen, was wir schmecken, aber auch was wir denken und was wir empfinden und fühlen.

Eine noch tiefer gehende Qualität von Achtsamkeit erreichen wir jedoch, wenn wir zusätzlich zur Entwicklung von Bewusstheit eine offene, annehmende und nicht-bewertende Haltung einnehmen. Beides zusammen – Bewusstheit und eine offene, annehmende und nicht bewertende Haltung – ist die Essenz buddhistischer Achtsamkeitspraxis, wie sie seit zweieinhalbtausend Jahren gelehrt und praktiziert wird. Diese Essenz wurde, losgelöst vom religiösen Hintergrund, in westlich geprägte Achtsamkeitskonzepte übernommen.

Der Wert einer annehmenden und nicht-bewertenden Haltung wird deutlich, wenn wir uns vergegenwärtigen, wie wir die Dinge um uns herum für gewöhnlich wahrnehmen. Während kleine Kinder in der Regel ausgesprochen offen auf ihre Umgebung zugehen, mit Neugier und häufig noch unvoreingenommen, gewöhnen wir uns durch Erfahrung, Erziehung und soziale Einflüsse an, Begebenheiten und Wahrnehmungen auf eine ganz bestimmte Weise einzuordnen und zu interpretieren. Wir sind es gewohnt, fortwährend zu beurteilen und zu bewerten: das ist gut, jenes ist schlecht, das mag ich, das mag ich nicht. In vielen Situationen des Alltags erscheint dies auch sinnvoll. Bei näherer Betrachtung können wir jedoch feststellen, dass diese Herangehensweise auch unseren Blick verstellt und neue Erfahrungen verhindert, denn unsere Urteile bestimmen schließlich auch unser Handeln.

Wie oft haben Sie schon etwas abgelehnt, weil Sie meinten, es nicht zu mögen? Wie oft haben Sie umgekehrt etwas angenommen, um dann festzustellen, dass es in diesem Moment doch gar nicht passte? Unsere vorgefertigten Meinungen vereinfachen mitunter unser Leben, aber sie sind nur eine bestimmte Sicht der Dinge und so schränken sie unser Leben zugleich auch ein. Zu einem echten Problem wird dies, wenn wir feststellen, dass unsere Verhaltensmuster – dazu gehört unser Denken, unser Fühlen und Handeln – eingefahren sind, unsere Wahrnehmung verzerren und uns so in unserem Alltag behindern. Achtsamkeit ist das Gegenteil.

> **Bericht einer Teilnehmerin – Sandras Zugang zu Achtsamkeit:**
>
> *[...] dann hab ich mich gefragt, ob ich vorher noch nie Achtsamkeit erfahren habe und wenn ich an meine Kindheit zurückdenke, dann hat es da schon angefangen. Ich glaube, Kinder sind die achtsamsten Menschen der Welt. Kinder fühlen, hören, sehen und riechen sehr bewusst, sie erfahren ihre Umwelt sehr achtsam. Ich erinnere mich daran, dass ich stundenlang in der Natur sein konnte [...] Bäume berühren, durch Laub gehen, den Geruch der Blätter, der Natur wahrnehmen, Vögel hören...und das alles ohne irgendwas zu bewerten [...] ist alles so wie es ist, der Baum fühlt sich rau an, das Laub raschelt, die Vögel zwitschern [...] Ich war ein sehr sensibles Kind und wenn ich so in der Natur sein konnte, dann war da kein Druck, es war einfach nur reines Empfinden und Dasein in dem Augenblick, es hat mich immer wieder glücklich gemacht.*

1.2 Die annehmende Haltung

Unsere gewöhnlichen Verhaltensmuster beinhalten normalerweise den Versuch, uns Angenehmes festzuhalten und Unangenehmes von uns fern zu halten oder wegzuschieben. In der Achtsamkeitspraxis bemühen wir uns dagegen, für alle Dinge gleichermaßen aufmerksam zu sein. Wir bewerten Dinge nicht als gut oder schlecht, als schön oder hässlich etc. Zwar können wir feststellen, dass uns etwas beispielsweise angenehm oder auch unangenehm ist. Das ist jedoch zu unterscheiden von einer Bewertung der Sache an sich als unangenehm. Wir üben, die Dinge als das zu sehen, was sie sind. Die Wirkung auf uns ist unbedingt als getrenntes Phänomen zu betrachten. Und im Sinne der Achtsamkeit versuchen wir diese Wirkungen wahrzunehmen, zu beobachten und uns somit von ihnen zu distanzieren.

1.3 Inwiefern ist Achtsamkeit hilfreich?

Achtsamkeit befähigt uns, flexibel auf die jeweilige Situation zu reagieren, zu tun, was im Moment möglich und angemessen ist. Achtsamkeit heißt, den Moment genau so anzunehmen, wie er ist, ohne nach dem zu greifen, was wir haben wollen oder uns von dem abzuwenden, was wir nicht mögen. Mit dieser Haltung bekommen wir die Möglichkeit zu sehen, wie flüchtig unsere Erfahrungen sind. Wenn wir unsere Eindrücke nicht innerlich festhalten, lösen sie sich auf und verlieren an Bedeutung. Das heißt nicht, dass wir gleichgültig werden. Das Ziel ist nicht, Gefühle aus unserem Leben zu verbannen – ganz im Gegenteil. Die Praxis von Achtsamkeit verhilft uns jedoch, weniger Anhaftung an Gedanken, Gefühle und Empfindungen zu haben. Diese Herangehensweise fördert Gelassenheit und Akzeptanz, schafft Distanz zu unseren Gedanken und Gefühlen, ohne sie zu unterdrücken und führt damit zu einer ausgeglicheneren Sichtweise und Geisteshaltung. Im Sinne des Buddhismus verhilft uns Achtsamkeit dazu, die Dinge zu sehen, wie sie wirklich sind – nicht, wie wir sie gewohnt sind zu sehen.

> **Wie zeigt sich bei Sandra der Effekt von Achtsamkeit im Alltag?**
>
> *Alles in allem hat diese Gruppe mir persönlich sehr viel gebracht und ich konnte für mich einiges mitnehmen, was ich auch heute noch im Alltag versuche umzusetzen [...] vielleicht bin ich zu spät aufgestanden und renne in aller Hektik durch die Wohnung, weil ich zur S-Bahn muss. Wenn ich dann mit der Zahnbürste im Mund noch durch die Wohnung laufe, meine Sachen während dem Zähneputzen zusammensuche, den Kaffee schon Mal aufsetze, dann beginnt der Tag für mich extrem stressig. Meistens bin ich dann total unausgeglichen. Wenn ich mir aber versuche zu sagen: »Jetzt kommt Zähneputzen, dann anziehen, dann Kaffee kochen usw. komme ich meistens auch nicht zu spät, bin bei der jeweiligen Sache und gehe dadurch aber entspannter aus dem Haus.*

1.4 Wie wird Achtsamkeit von wichtigen Vertretern von Meditation und Achtsamkeit beschrieben?

Formale Achtsamkeitspraxis ist die einfachste (buddhistische) Meditationsform. Gendün Rinpoche, ein tibetisch buddhistischer Meister, sagt zu Meditation:

> *»Meditation bedeutet, den Geist im gegenwärtigen Augenblick ruhen zu lassen – ohne etwas abzulehnen, ohne etwas künstlich zu erzeugen und ohne das Sosein des jeweiligen Moments zu manipulieren«* (Gendün Rinpoche 2001, S. 148).

Thich Nhat Hanh, ein buddhistischer Mönch aus Vietnam, dessen Werke die psychotherapeutisch geprägte Achtsamkeit maßgeblich beeinflusst haben, sagt zu Meditation und Achtsamkeit:

»*Meditieren heißt, ganz präsent zu sein, unerschütterlich, Körper und Geist vereint. Deshalb definiere ich Achtsamkeit gern als die Energie der vollkommenen Präsenz, [...] denn wenn du nicht hundertprozentig bei dir bist, geht das Leben an dir vorbei. [...]* (Thich Nhat Hanh 1998, S. 20).
Die Vergangenheit ist schon vorüber, und die Zukunft ist noch nicht da. Nur im gegenwärtigen Augenblick können wir das Leben wirklich berühren« (Thich Nhat Hanh 1998, S. 17).

Prof. Jon Kabat-Zinn, der Begründer des Mindfulness-Based Stress Reduction Programms (MBSR), schlägt folgende Definition vor:

»*Vereinfacht bedeutet Achtsamkeit oder Aufmerksamkeit, jeden Augenblick bewusst zu erfassen. Es ist ein Bewusstseinszustand, der dadurch entwickelt wird, dass man seine Aufmerksamkeit vorsätzlich, also ganz bewusst, auf all jene Dinge richtet, über die man für gewöhnlich nie nachdenkt*« (Kabat-Zinn 1990, S. 16).

> **Wir fassen die Essenz von Achtsamkeit wie folgt zusammen:**
>
> - Aufmerksamkeit und Bewusstheit für den gegenwärtigen Augenblick
> - Eine offene, annehmende und nicht-bewertende Haltung

1.5 Wie übe ich Achtsamkeit?

Für die Übung von Achtsamkeit ist es zuallererst wichtig, so unverkrampft wie möglich – körperlich und geistig – zu bleiben. Achtsamkeit sollte nicht schwer sein. Wenn es Ihnen keine Freude bereitet, Achtsamkeit zu üben, werden Sie keine positiven Effekte verspüren. Das Erste, was Sie also verinnerlichen sollten, wenn Sie selbst anfangen zu üben, ist: Setzen Sie sich nicht unter Druck. Tun Sie, was möglich ist und was Ihnen sinnvoll erscheint.

Achtsamkeitsübungen im Alltag

Es gibt sehr unterschiedliche Möglichkeiten, Achtsamkeit zu erhöhen. Eine Möglichkeit ist, Achtsamkeit in alltäglichen Situationen (z. B. beim Essen, Sitzen, Putzen, Bus fahren etc.) zu üben. Wir gewöhnen uns an, im Laufe des Tages immer wieder Kontakt zum jetzigen Moment aufzunehmen. Je häufiger wir dies tun, umso selbstverständlicher nehmen wir die achtsame Haltung im Alltag ein, ohne lange darüber nachdenken zu müssen. Mögen Sie gleich Ihre erste Erfahrung damit machen? Dann laden wir Sie ein, eine erste Übung zu machen.

> **Anleitung einer ersten Übung:**
>
> Lesen Sie diese Anleitung Satz für Satz durch. Lassen Sie sich durch die Übung führen und seien Sie achtsam für Ihre Wahrnehmungen. Nehmen Sie sich bei jeder Frage die Zeit, die Sie brauchen, um wahrzunehmen. Nehmen Sie wahr, ohne etwas zu verändern. Seien Sie offen und nehmen Sie den Moment an, wie er ist.
>
> - Lenken Sie nun Ihre Aufmerksamkeit auf Ihre Sitzhaltung. Was nehmen Sie wahr?
> - Wie ist Ihre Sitzposition? Wie ist die Haltung Ihres Oberkörpers? Wie ist die Haltung Ihrer Arme? Wie ist die Haltung Ihrer Beine?
> - Wo spüren Sie Kontakt zu Gegenständen oder zum Untergrund?
> - Gibt es Körperempfindungen, die jetzt in Ihr Bewusstsein dringen? Was nehmen Sie wahr?
> - Was auch immer Sie wahrnehmen: Bleiben Sie offen und annehmend.
> - Gibt es Impulse, etwas zu verändern? Nehmen Sie auch diese wahr ohne sie bereits umzusetzen.
> - Nun verändern Sie bitte etwas an Ihrer Sitzposition. Was nehmen Sie jetzt wahr? Was hat sich verändert?
> - Beenden Sie die Übung, wann Sie es möchten.

Was ist Ihnen während der Übung aufgefallen? Was war mit Ihren Gedanken? Ist es Ihnen gelungen, den Moment anzunehmen ohne zu bewerten? Eine sehr häufige Rückmeldung auf diese Übung ist, dass Dinge wahrgenommen wurden, die normalerweise nicht ins Bewusstsein dringen. Für viele ist es auch ungewohnt, für längere Zeit mit der Aufmerksamkeit bei einer Sache zu bleiben. Mitunter schleichen sich Gedanken an Vergangenheit oder Zukunft ein. Das ist normal. Die Idee ist, durch Achtsamkeit immer schneller zu merken, wenn dies geschieht und mit der Aufmerksamkeit wieder zur Übung zurückzukehren.

Für die Achtsamkeit im Alltag gibt es keine Grenzen. Wir können unsere Aufmerksamkeit auf unsere Sinneseindrücke lenken. Wir können unsere Aufmerksamkeit jedoch ebenso auf unsere Gedanken, Gefühle und Empfindungen des Moments lenken. Im Anhang des Buches findet sich das Infoblatt *Achtsamkeit im Alltag* mit Übungsvorschlägen, welches auch an Teilnehmer der Achtsamkeitsgruppe ausgegeben werden kann, die sich dafür interessieren.

> **Sandras Erfahrungen – Achtsamkeitsübungen mit Fokus auf Sinneswahrnehmungen:**
>
> *Am besten haben mir Achtsamkeitsübungen gefallen, die was mit den Sinnen Fühlen, Schmecken, Hören, Riechen zu tun hatten. Für mich, die ein sehr gestörtes Verhältnis zum eigenen Körper und der Wahrnehmung der Umwelt hat, waren diese Übungen ein erstes »Auftauchen« aus meiner*

> *schwarzweißen Welt, in der es nur Extreme gegeben hat. Ich hab das erste Mal erfahren können, dass die Dinge einen ganz anderen Charakter bekommen, wenn ich sie nicht bewerte [...] umso mehr ich mich dann mit dem Thema Achtsamkeit beschäftigt habe, umso mehr Erlebnisse der Befreiung aus meinem »inneren Gefängnis« konnte ich wahrnehmen. Achtsamkeit war damit nicht mehr ein nur lästiger Therapieteil, ich habe es zunehmend geschafft, Achtsamkeit in mein Leben einzubinden, auch außerhalb der Therapiebausteine.*

Formale Übungen der Achtsamkeit

Neben der Achtsamkeit im Alltag gibt es die Möglichkeit, Achtsamkeit im Rahmen von formalen Übungen zu praktizieren. Unter einer formalen Übung verstehen wir, uns für eine in der Regel vorher festgelegte Zeit an einen geschützten Ort zurückzuziehen und eine vorab festgelegte Übung zu machen. Die Übungen der einzelnen Sitzungen in diesem Buch sind in diesem Sinne formale Übungen. Der Wert von formalen Übungen misst sich jedoch daran, ob es uns gelingt, Achtsamkeit auch im Alltag aufrechtzuerhalten, denn das ist das Ziel der Achtsamkeitspraxis. Die alltagsnah gestalteten Übungen unseres Programms regen die Achtsamkeit im Alltag besonders an.

Die Basisübung

Ein besonderer Wert kommt auch regelmäßiger, formaler Übung ein- und derselben Achtsamkeitsübung zu. Wir nennen dies die »Basisübung«. Täglich wechselnde Übungen kommen unserer Tendenz der Zerstreuung entgegen. Achtsamkeit hat jedoch zum Ziel, dieser Zerstreuung entgegenzuwirken, den Geist zu beruhigen und damit zu lernen, die Aufmerksamkeit bei dem zu halten, was jetzt gerade ist. Achtsamkeit hat auch zum Ziel, uns unserer selbst und unserer Reaktionsmuster bewusst zu werden. Dies gelingt uns nur, wenn wir Achtsamkeitsübungen nicht dazu benutzen, uns weiter zu zerstreuen. Anregungen für eine regelmäßige formale Achtsamkeitspraxis finden sich im Infoblatt *Basisübung*, welches auch an die Teilnehmer der Gruppe ausgegeben wird.

Achtsamkeit auf den Atem

Das allgemeine Ziel von Achtsamkeit ist Bewusstheit zu entwickeln für jeden Aspekt des Moments. In diesem Sinne gibt es keine Trennung zwischen mir und der Situation. Ich werde »eins« mit der Situation. Um jedoch zu lernen, aufmerksam im Moment zu verweilen, ist es hilfreich, die Aufmerksamkeit zu fokussieren. Die einfachste Möglichkeit ist die Achtsamkeit auf den Atem, die wir deshalb für die regelmäßige formale Übung empfehlen (siehe Infoblatt Basisübung). Einigen Personen gelingt ein erster Zugang zur Achtsamkeit jedoch besser mit Übungen, die den Fokus der Aufmerksamkeit ganz nach außen richten.

> **Exkurs: Das Benennen**
>
> Viele unserer Wahrnehmungen sind sehr flüchtig und gelangen nur schwer in unser Bewusstsein. Um den Prozess des Bewusstwerdens zu unterstützen und unsere Wahrnehmungen zu ordnen, können wir uns der Methode des Benennens bedienen. Damit ist gemeint, das, was wir wahrnehmen, mit einfachen Worten zu belegen. So können wir bei auftauchenden Gedanken innerlich sagen: »Gedanke«. Auftauchende Gefühle wie beispielsweise Ärger können wir ebenso benennen: »Ein Gefühl von Ärger ist in mir.« In dieser Weise können wir mit allen Wahrnehmungen verfahren. Indem wir sie benennen, ordnen sie sich und wir können uns gleichzeitig auch von ihnen distanzieren.

Bedingungen, die die Achtsamkeit unterstützen

Für die formale Praxis ist es empfehlenswert, sich an einen Ort zurückzuziehen, an dem wir nicht gestört werden. Dieser Ort ist im günstigsten Fall ruhig bzw. geräuscharm. Bei allen Bemühungen ist es jedoch natürlich, dass Störungen vorkommen. Diesen sollten wir ebenso achtsam, also mit einer aufmerksamen und annehmenden Haltung, begegnen. Wir nehmen sie wahr und kehren dann mit unserer Aufmerksamkeit zum ursprünglichen Fokus zurück.

Unsere Achtsamkeit unterstützen wir durch eine achtsame Körperhaltung. Bei Übungen im Sitzen bedeutet das, eine aufrechte Sitzhaltung einzunehmen, ohne jedoch zu verkrampfen. Der Rücken ist gerade, das Kinn ist ganz leicht zur Brust geneigt. Im Rahmen der Gruppensitzungen sitzen wir auf Stühlen. Für den aufrechten Sitz ist es hier hilfreich, vorne auf der Stuhlkante zu sitzen. Beide Füße sind mit den Fußsohlen auf dem Boden aufgestellt. In Meditation bereits Geübte können für die persönliche Praxis gerne mit überkreuzten Beinen auf einem Sitzkissen am Boden sitzen. Die Hände liegen auf den Oberschenkeln oder auf dem Schoß, die rechte in der linken Hand. Die Augen sind halb geöffnet. Der Blick ist locker vor uns in den Raum gerichtet ohne etwas zu fixieren. Wenn wir jedoch bemerken, dass wir stark abgelenkt sind, kann das Schließen der Augen hilfreich sein.

Zu Beginn der Praxis ist es häufig hilfreich, sich kurz Zeit zu geben, um die eigenen Gedanken zu beruhigen. Dies erreichen wir, indem wir uns einige Sekunden auf unseren Atem konzentrieren, wie er kommt und geht. Gedanken lassen wir wie Wolken am Himmel vorbeiziehen ohne an ihnen zu haften. Dann vergegenwärtigen wir uns, warum wir Achtsamkeit üben (die Übungsanleitungen der Sitzungen enthalten entsprechende Anweisungen). Dies stärkt die Ausrichtung auf die Übung. Erst dann beginnen wir mit der eigentlichen Übung.

Zur Verdeutlichung von Anfang und Ende der Übung und zur Ausrichtung der inneren Haltung auf die Aspekte der Achtsamkeit kann eine Klangschale verwendet werden. Diese wird jeweils zu Beginn einmal und am Ende dreimal geschlagen. In den Sitzungsanleitungen befinden sich entsprechende Hinweise.

Sie werden feststellen, dass Sie sich nicht nach jeder Übung spontan besser fühlen. Das ist im Unterschied zu Entspannungsübungen auch nicht das Ziel. Mitunter können wir während der Übung mit sehr schmerzhaften Gedanken und Gefühlen in Kontakt kommen. Wir erkennen unsere eingefahrenen Muster, was ebenfalls sehr schwierig sein kann. Das Ziel ist, sich immer weniger zu verwickeln. Erst regelmäßige Übung befähigt uns, uns zunehmend von all unseren Wahrnehmungen – seien sie angenehm oder unangenehm – zu distanzieren und sie loszulassen. Die langfristigen Effekte von Achtsamkeit zeigen sich manchmal erst nach einigen Wochen. In diesem Sinne sollten die Gedanken zu Beginn jeder Übung daran, warum wir Achtsamkeit üben, keinen Erfolgsdruck aufbauen. Sie dienen lediglich der inneren Ausrichtung auf die Übung und der Motivationsbildung.

Übungsdauer

Wenn wir anfangen, erste Erfahrungen zu sammeln, ist es wichtig, mit kurzen (und wenn erwünscht und möglich, eher häufigeren) Übungseinheiten zu beginnen. Für Ihre persönliche Übung empfehlen wir eine Dauer von zunächst 10–15 Minuten, ggf. mit kurzen Pausen zwischendurch. Sie werden merken, dass es gerade am Anfang nicht ganz einfach ist, unabgelenkt im Moment zu verweilen. Es geht auch nicht darum, keine Gedanken mehr zu haben, sondern vielmehr darum, sich nicht in ihnen zu verwickeln. Lassen Sie die Gedanken auftauchen und wieder vergehen. Üben Sie sich in einer annehmenden Haltung und bewerten Sie nicht. Darüber hinaus werden Sie sich mit typischen »Schwierigkeiten« konfrontiert sehen, auf die wir am Ende des Buches gesondert eingehen (▶ Teil III). Wenn Sie schließlich geübter sind, dehnen Sie die Übungseinheiten allmählich aus, auch hier ggf. mit Pausen zwischendurch, z. B. dreimal 15 Minuten mit jeweils fünf Minuten Pause dazwischen. Die Übungszeiten im Rahmen der Gruppensitzungen sind einheitlich kurz gehalten. Dies trägt dem Umstand Rechnung, dass sich i. d. R. immer auch neue oder relativ neue Teilnehmer in der Gruppe befinden sowie Teilnehmer, die in ihrer Konzentrationsfähigkeit stark beeinträchtigt sind.

1.6 Anwendungsbereiche von Achtsamkeit

In den letzten 20 bis 30 Jahren wurden im Rahmen der Verhaltenstherapie mehrere Behandlungsansätze entwickelt und evaluiert, die auf der Praxis und der Übung von Achtsamkeit basieren. Das wohl Bekannteste ist das achtwöchige störungsübergreifende Gruppenprogramm »*Mindfulness-Based Stress Reduction« (MBSR)*, das von Prof. Jon Kabat-Zinn (1990) entwickelt wurde. Das Programm setzt sich u. a. aus Elementen wie Sitz- und Gehmeditation, Body-Scan (eine geführte Übung mit Achtsamkeit auf den Körper) und Yoga-Übungen zusammen. Großer Wert wird darauf gelegt, dass die Teilnehmer sich täglich Zeit für formale Übung nehmen und die Praxis der Achtsamkeit in ihren Alltag integrieren. Die Teilnehmer verpflichten sich, 45 Minuten pro Tag zu üben. Die Aufgaben im Alltag, bei denen die Teilnehmer eine achtsame Haltung üben, sind vom vietnamesischen Zen-Meister Thich Nhat Hanh (1998, 2001) inspiriert. Prof. Kabat-Zinn hat mit seinem Programm stark dazu beigetragen, dass Achtsamkeitsübungen in die Medizin eingeführt wurden. Mehrere Studien und Überblicksarbeiten zeigen, dass MBSR klinisch wirksam ist[2] und in vielen verschiedenen Bereichen zum Einsatz kommen kann, z. B. in der Behandlung von chronischen Schmerzen, Krebserkrankungen, Depressionen und Angststörungen (siehe z. B. Baer 2003; Bishop 2002; Grossmann et al. 2004, Hoffmann et al. 2010).

In der Rückfallprophylaxe chronisch rezidivierender depressiver Störungen hat sich das 8-wöchige Gruppenprogramm *Mindfulness-Based Cognitive Therapy (MBCT)* von Teasdale et al. (2002) als effektiv erwiesen. Es basiert auf dem MBSR-Programm und beinhaltet nicht nur Achtsamkeitsübungen, sondern integriert zusätzlich kognitiv-verhaltenstherapeutische Interventionen. Die kognitiven Interventionen zielen darauf, die automatischen Aufschaukelungsprozesse, die für Menschen mit wiederholten depressiven Episoden typisch sind, zu reduzieren. Durch Kognitive Therapie und MBCT lernen Patienten, negative Gedanken als gedankliche Ereignisse (»mental events«) zu sehen, statt sie als ein korrektes und vollständiges Bild der Wirklichkeit oder der eigenen Person zu bewerten. Genauer gesagt, werden also nicht die Inhalte der Gedanken verändert, sondern die Beziehung dazu, die die Person hat (Teasdale et al. 2000).
In Anlehnung an MBCT wurden auch für andere Störungsbilder verschiedene Behandlungsprogramme entwickelt, z. B. für schwere Schlafstörungen (Heidenreich et al. 2006) und Suchterkrankungen (Witkiewitz et al. 2005, 2006).

Die *Acceptance and Commitment Therapy (ACT)* ist ein achtsamkeitsbasierter Behandlungsansatz, der auf Ergebnissen der psychologischen Grundlagenforschung basiert (Hayes et al. 1999; Hayes und Batten 2000). Insbesondere wird davon ausgegangen, dass assoziative Lernprozesse zum Meidungsverhalten in Bezug auf unangenehme Erlebnisweisen führen und dass diese Vermeidung die Entstehung von psychologischen Störungen erklären kann. Somit fokussiert die Therapie darauf, die Fertigkeiten im Umgang mit schmerzhaften Erlebnissen zu verbessern. Dazu gehören die Annahme und die Akzeptanz von unangenehmen

---

2 Effektstärken im mittleren Bereich werden berichtet (Baer 2003; Grossmann et al. 2004).

Erlebnissen (und Symptomen), und der Aufbau eines wertebezogenen und engagierten Handelns. In der Therapie wird nach drei Schritten gearbeitet:

A = *Accept thoughts and feelings* (Akzeptanz von auch schmerzhaften Gedanken und Gefühlen, anstatt gegen sie anzukämpfen)
C = *Choose directions* (Erkennen innerer Werte und zentraler Ziele, um positive Annäherungsziele formulieren zu können)
T = *Take action* (Handlungen umsetzen, um die inneren Werte und Ziele zu erreichen)

Zur ACT liegen mehrere Studien vor, in denen die Wirksamkeit des Ansatzes für verschiedene Störungen und Problembereiche nachgewiesen wurde (Hayes et al. 1999, 2004).

Die von Prof. Marsha Linehan (1993) entwickelte *Dialektisch-Behaviorale Therapie (DBT)* zur Behandlung der Borderline-Persönlichkeitsstörung (BPS) integriert in ihrem Behandlungskonzept Achtsamkeitsübungen, die auf dem Zen basieren und dessen Philosophie auch in die therapeutische Haltung mit einfließt. Das DBT-Gesamtkonzept besteht aus den Elementen Einzeltherapie, Fertigkeitentraining (oder Skillstraining) (Linehan 2015a) in der Gruppe, Telefonberatung und Supervision für Therapeuten. Achtsamkeit ist dabei eines von vier Modulen im Rahmen des Fertigkeitentrainings und gleichzeitig Grundlage aller Module. Die Module sind

- Achtsamkeit,
- Stresstoleranz,
- Umgang mit Gefühlen und
- Zwischenmenschliche Fertigkeiten.

Mittlerweile gibt es eine deutsche Weiterentwicklung, die u. a. auch eine Erweiterung mit Fertigkeiten zur Verbesserung des Selbstwerts enthält (Bohus und Wolf-Arehult 2013). Das gesamte Behandlungskonzept ist geprägt durch die annehmende Haltung, in der sich sowohl Therapeuten als auch Patienten üben. Die DBT hat sich in einer Reihe randomisierter Studien als wirksam erwiesen (z. B. van den Bosch et al. 2005; Koons et al. 2001; Linehan et al. 1991; Linehan et al. 2006). Die Ergebnisse zeigen eine signifikante Überlegenheit gegenüber unspezifischer therapeutischer Behandlung was die Anzahl an Selbstverletzungen, Therapieabbrüchen und stationärer Aufenthalte anbelangt. Ob diese Veränderungen auf die Achtsamkeitskomponente der DBT zurückzuführen sind, können die bisherigen Daten noch nicht beantworten. Lynch und Kollegen (2006) meinen jedoch, dass Achtsamkeit eine bedeutende Wirkkomponente der DBT ausmacht.

Es gibt zahlreiche Weiterentwicklungen von DBT auch für andere (komorbide) Störungsbilder (z. B. Depression), deren Effektivität nachgewiesen werden konnte (Lynch et al. 2007).

MBSR, MBCT, ACT und DBT ist gemeinsam, dass die Praxis der Achtsamkeit als eine Fertigkeit betrachtet wird, die gelernt und geübt werden kann, um psychische Symptome zu reduzieren und Gesundheit zu fördern (Baer et al. 2006). Weil jedoch viele der Studien methodische Einschränkungen zeigen (z. B. sind die Stichproben gering oder es fehlen aktive Kontrollbedingungen, die auch auf das Hauptproblem zugeschnitten sind und womit die achtsamkeitsbasierten Behandlungsansätze verglichen werden können), ist der Bedarf hoch, randomisierte Studien durchzuführen, die methodisch anspruchsvoll sind (Michalak et al. 2006). Um das Verständnis von Achtsamkeit und die Datenlage zu den Wirkmechanismen zu verbessern, muss insbesondere die Achtsamkeitskomponente in komplexen Behandlungsprogrammen wie MBCT, DBT und ACT untersucht werden[3].

1.7 Biologische Effekte regelmäßiger Achtsamkeitspraxis

Forschungsergebnisse zu den Auswirkungen von Achtsamkeitspraxis zeigen, dass regelmäßige Achtsamkeitsübungen nicht nur das subjektive Befinden verbessern, sondern auch zu Veränderungen im Gehirn und einer Verbesserung des Immunsystems führen können (Hölzel et al, 2011; Hölzel et al, 2013; Laneri et al, 2016; Tang und Leve, 2016; Davidson et al, 2003). So zeigen sich u. a. Effekte in Hirnregionen, wie beispielsweise dem Hippocampus und dem posterioren cingulaten Cortex, die beteiligt sind an Lern- und Gedächtnisprozessen, Emotionsregulation und Selbstregulation. Dementsprechend gibt es Hinweise darauf, dass Emotionsregulation, Problemlösefähigkeiten und komplexes Denken durch Achtsamkeitsmeditation positiv beeinflusst werden. Auch wenn es notwendig ist, weitere Studien zu den Auswirkungen in Gehirn und Körper durchzuführen, zeigen die bisherigen Ergebnisse, dass regelmäßige Achtsamkeitspraxis vielfältige positive Veränderungen hervorrufen kann, was den Nutzen von Achtsamkeit zunehmend unterstreicht.

---

3 Es liegt bereits eine Reihe von Messinstrumenten zur Erfassung der Achtsamkeit vor, die zufriedenstellende bis gute psychometrische Eigenschaften aufweisen und positiv untereinander korrelieren (für eine Übersicht siehe z. B. Michalak et al. 2006).

1.8 Achtsamkeit, Mitgefühl und Selbstmitgefühl

Ein zentraler Aspekt buddhistischer Praxis ist die Entwicklung von Mitgefühl (Eng. *compassion*) für sich selbst und für andere, d.h. die Empfindsamkeit dafür, dass Leiden ein Teil des Lebens ist verbunden mit dem Wunsch, dieses Leiden zu lindern (Dalai Lama, 2002). So ist die Entwicklung von Mitgefühl auch ein wichtiger Teil und eine wichtige Ergänzung eines Achtsamkeitstrainings.

Im Bereich der Psychotherapie entwickelte Paul Gilbert die Compassion Focused Therapy (2009, 2013), in der Mitgefühl zur Verbesserung der psychischen Gesundheit des Patienten oder Klienten im Fokus steht. Gilbert betont, dass wir das Gefühl von Geborgenheit und Zugehörigkeit brauchen, um uns beruhigen und erholen zu können, und um psychische Gesundheit zu entwickeln und erhalten. Das Kultivieren von Mitgefühl und Selbstmitgefühl ist nach Gilbert ein Schlüsselelement zur Entwicklung der Fähigkeit zur Selbstberuhigung und des Erlebens von Wärme und Sicherheit. Die CFT ist eine multimodale Therapie, die eine Reihe von kognitiv-verhaltenstherapeutischen Interventionen sowie auch Achtsamkeit beinhaltet. Sie wurde für Menschen entwickelt, die im Zusammenhang mit Scham und Selbstkritik chronische und komplexe psychische Probleme haben (Gilbert, 2013). Die Wurzeln der CFT liegen in einem evolutionären, neurowissenschaftlichen und sozialpsychologischen Ansatz.

In Bezug auf Selbstmitgefühl gibt es umfassende Modelle und Forschung von Kristin Neff. Mit Selbstmitgefühl (Eng. *self-compassion*) ist gemeint, Empathie, Verständnis, Wärme und Freundlichkeit sich selbst gegenüber zu zeigen, auch wenn wir auf Schwierigkeiten und Hindernisse uns selbst betreffend stoßen. Neff (2003a) postuliert, dass wir durch Selbstmitgefühl unserer eigenen Unzulänglichkeit vergeben und respektieren, dass wir ein menschliches und somit auch nicht perfektes Wesen sind. Zur Erfassung des Selbstmitgefühls entwickelte Neff (2003a) die Self-Compassion Scale (SCS), die aus 26 Items besteht. Die Evaluation der deutschsprachigen Version zeigte eine Übereinstimmung mit den Ergebnissen zur Originalfassung, und somit gilt SCS als ein valider und reliabler Fragebogen zur Erfassung von Selbstmitgefühl mit Hilfe von sechs Subskalen (Hupfeld und Ruffieux, 2011).

Mehrere Untersuchungen zeigen, dass psychotherapeutische Interventionen, die auf eine Verbesserung des Selbstmitgefühls abzielen, die psychische Gesundheit und die Lebensqualität verbessern (Neff, Rude und Kirkpatrick, 2007; Neff, 2003b) und Psychopathologie reduzieren können (Körner et al, 2015; MacBeth und Gumley, 2012; Neff, 2003b). Insbesondere werden diese Interventionen für Probleme empfohlen, die sich durch Scham und starke Selbstkritik auszeichnen (Leaviss und Uttley, 2015).

2 Rahmenbedingungen und Struktur

2.1 Struktur

Die Achtsamkeitsgruppe dient der Vermittlung des Verständnisses, was Achtsamkeit ist und bietet auch und vor allem einen Rahmen, Achtsamkeit unter Anleitung zu üben und Erfahrungen zu sammeln. Sie ist keine psychodynamische Gruppe. Gruppendynamische Prozesse sollten demzufolge nicht gefördert werden. Im Mittelpunkt stehen immer die Achtsamkeit und die Erfahrung der einzelnen Teilnehmer.

Die Gruppe ist als offene Gruppe konzipiert, d. h. die im Praxisteil beschriebenen Sitzungen bauen thematisch nicht aufeinander auf, so dass neue Teilnehmer zu jeder Zeit in die Gruppe aufgenommen werden können. Eine offen geführte Gruppe hat den Vorteil, dass neue Teilnehmer von den schon Fortgeschrittenen lernen können und die einzelnen Teilnehmer im stationären Rahmen durch die begrenzte Verweildauer nicht eingeschränkt sind. Im stationären Rahmen ist eine geschlossen geführte Gruppe nur für die Dauer weniger Wochen realisierbar. Im ambulanten Rahmen dagegen ist die Durchführung als geschlossene Gruppe jedoch durchaus möglich. Eine geschlossen geführte Gruppe hat den Vorteil, dass Sitzungen in einer festgelegten Reihenfolge angeboten werden können und die Gruppenkohäsion gestärkt wird. Um zu gewährleisten, dass bei Besprechungen von Hausaufgaben und bei den Nachbesprechungen der Übungen jeder Teilnehmer ausreichend Gelegenheit bekommt, von seinen Erfahrungen zu berichten und Fragen zu stellen, sollte die Gruppe nicht mehr als acht, max. neun Teilnehmer umfassen.

Die Sitzungen finden einmal wöchentlich statt und dauern 60 Minuten. Sie wurden zum Zweck der Übersichtlichkeit nummeriert. Die Reihenfolge kann jedoch gewechselt werden, da die Sitzungen thematisch nicht aufeinander aufbauen. Neue Teilnehmer können in jeder Sitzung einsteigen. In den Sitzungen wechseln sich Übung, Erfahrungsaustausch und Diskussion ab.

Prinzipiell kann Achtsamkeit immer und überall geübt werden. Da Anfänger jedoch leichter ablenkbar sind, ist es günstig, wenn möglich einen ruhigen und reizarmen Raum zu wählen. Bereiten Sie den Raum vor, bevor die Teilnehmer zur Gruppe kommen, so dass zu Beginn so wenig wie möglich Unruhe entsteht. Wir empfehlen das Stellen eines Stuhlkreises mit einem kleinen Beistelltisch in der Mitte für zusätzlich benötigte Materialien. Achten Sie auf eine angenehme Atmosphäre. Auch wenn in der Sitzung jeweils neues »Wissen« vermittelt wird, sollte es für die Teilnehmer nichts zu »leisten« geben, es soll kein Leistungsdruck entstehen (▶ Kap. 3).

2.2 Leitung der Gruppe

Aus verschiedenen Gründen bietet sich die Leitung der Gruppe durch zwei Personen an. Aufgrund der langen Dauer der einzelnen Sitzungen kann durch die Leitung von zwei Personen deren Belastung deutlich reduziert werden. So kann eine Person beispielsweise die Diskussionen am Anfang der Sitzung leiten, während die andere Person die Übung durchführt. Die Möglichkeit, Nachbesprechungen mit dem Kollegen zu halten, wird ebenfalls oft als wertvoll erlebt und hilft den Gruppenleitern, sich weiterzuentwickeln. Ebenso können krisenhafte Situationen in der Gruppe leichter bewältigt werden, wenn sich die Gruppenleiter aufteilen können (so kann ein Gruppenleiter bei Bedarf mit einem Teilnehmer hinausgehen, während die zweite Person die Gruppe fortführt) – hier denken wir v. a. an unsere Erfahrung mit Patienten mit Persönlichkeitsstörungen. Bei Beziehungskonflikten, sowohl zwischen Teilnehmern als auch zwischen Teilnehmer und Gruppenleiter, hat es sich bewährt, wenn die beiden Gruppenleiter unterschiedliche Rollen einnehmen (aktiv und zielgerichtet, d. h. Suche nach einer Problemlösung/Klärung vs. annehmend und mit dem Fokus auf Verständnis). Abschließend sind die Kontinuität und die Qualität der Durchführung leichter zu gewährleisten, da Urlaubs- und Krankheitszeiten besser aufgefangen werden können. Selbstverständlich ist, in Abhängigkeit von der Gruppenzusammensetzung, auch die Durchführung mit nur einer Gruppenleitung möglich.

2.3 Die Rolle des Einzeltherapeuten

Wenn die Achtsamkeitsgruppe stationär durchgeführt wird, ist sie immer Teil eines psychotherapeutischen Gesamtkonzeptes und die Teilnehmer befinden sich in der Regel parallel in einer Einzeltherapie. Der Austausch zwischen den Einzeltherapeuten und den Leitern der Achtsamkeitsgruppe sollte nach Möglichkeit regelmäßig stattfinden. Es ist sinnvoll, wenn der Einzeltherapeut die Arbeitsblätter der Achtsamkeitsgruppe regelmäßig mit dem Patienten durchgeht und sich eine Rückmeldung holt, wie er mit den Übungen zurechtkommt.

Es ist von großer Bedeutung, dass der Einzeltherapeut Achtsamkeit kennt und die Inhalte der Gruppe in die Einzeltherapie mit einfließen lässt. Während die Achtsamkeitsgruppe der Vermittlung und dem Erlernen von Achtsamkeit dient, ist der Einzeltherapeut für die Motivations- und Commitmentarbeit sowie die Umsetzung der Achtsamkeit im Alltag verantwortlich. Die Umsetzung im Alltag kann in der Achtsamkeitsgruppe nur teilweise besprochen werden, weil die Hausaufgabenbesprechungen häufig kurz gehalten werden und der Fokus auf der Auseinandersetzung mit neuen Inhalten und auf dem Üben liegt. Wir selbst beginnen einzeltherapeutische Sitzungen sehr gerne jeweils mit einer kurzen Achtsamkeitsübung.

2.4 Gruppenregeln

Wie bei allen Gruppen ist es auch beim Achtsamkeitstraining wichtig, dass sich die Teilnehmer an vorher festgelegte Regeln halten. Diese sollten den Teilnehmern in der Vorbesprechung vermittelt werden:

- *Schweigepflicht:*
  Alle Teilnehmer sind dazu verpflichtet, persönliche Informationen aus der Achtsamkeitsgruppe vertraulich zu behandeln und nicht an andere Personen weiterzugeben. Generelle Themen der Achtsamkeitsgruppe dürfen und sollen die Teilnehmer aber selbstverständlich mit wichtigen Bezugspersonen besprechen.
- *Regelmäßige Teilnahme:*
  Entwicklung von Achtsamkeit setzt regelmäßige Übung voraus. Dazu gehört die Teilnahme an den Sitzungen. Fehlt ein Teilnehmer wiederholt, muss diskutiert werden, ob eine weitere Teilnahme sinnvoll ist. Je nach Zusammensetzung der Gruppe ist es sinnvoll, die möglichen Fehlzeiten (z. B. nicht mehr als zweimal hintereinander) vorab klar festzulegen. Nur in Ausnahmefällen sollte dann von dieser Regelung abgewichen werden.
- *Verlassen der Gruppe während einer Sitzung:*
  Während einer Sitzung kann z. B. aufgrund von starker innerer Anspannung oder Unruhe der Raum kurz verlassen werden, um sich zu beruhigen. Dies ist jedoch nur mit klaren Absprachen möglich: Der Teilnehmer sollte sagen, was er tun möchte und wann er wieder zurückkommen wird. Im psychiatrischen Kontext können andernfalls sowohl bei Mitpatienten als auch bei den Gruppenleitern schnell Sorgen entstehen, ob der Teilnehmer wohlbehalten zurückkommt.
- *Therapiestörendes Verhalten ist nicht erlaubt*
  Jedes Verhalten, welches das Lernen in der Gruppe behindert, stellt therapiestörendes Verhalten dar. Alle Teilnehmer verpflichten sich dazu, sich Mühe zu geben und sich gegenseitig zu unterstützen, um das Lernen und das Üben von Achtsamkeit nicht zu beeinträchtigen. Es ist wichtig, die eigenen Grenzen und die Grenzen der anderen wahrzunehmen und zu akzeptieren. Dazu gehört auch, dass die Patienten darauf achten, nichts zu sagen (z. B. positive

Äußerungen hinsichtlich Alkohol- und Drogenkonsum) oder zu unternehmen (z. B. wiederholtes zu spät kommen), was die Therapie der anderen beeinträchtigen könnte. Der jeweilige Einzeltherapeut wird von therapiestörendem Verhalten informiert und sollte dieses in der Einzeltherapie bearbeiten.
- *Umgang mit Krisen:*
In Ausnahmefällen kann eine akute Krise die Teilnahme unmöglich machen (z. B. wenn ein Teilnehmer stark sedierende Medikamente bekommen hat oder sehr starke Unruhezustände hat). Die Nicht-Teilnahme wegen einer Krise sollte jedoch die Ausnahme bilden, denn eine Grundregel ist auch: Jeder Teilnehmer macht so gut mit, wie es ihm möglich ist. Dabei sollte gleichzeitig beachtet werden, dass die Mitarbeit und Übung der anderen Teilnehmer nicht beeinträchtigt wird.
- *Hausaufgaben:*
Das Programm sieht Hausaufgaben zwischen den Sitzungen vor. Alle Teilnehmer verpflichten sich zur Erledigung der Hausaufgaben.

Im Anhang befindet sich eine Einverständniserklärung »*Gruppenregeln*«, die im Vorgespräch von den Patienten durchgelesen und unterschrieben wird.

3 Die therapeutische Haltung

3.1 Sorgen Sie für eine angenehme Atmosphäre

Mit Achtsamkeit verhält es sich wie bei allen anderen Dingen auch: Wir können uns besser auf etwas Neues einlassen, wenn wir entspannt sind und uns wohlfühlen. Leistungsdenken gehört nicht in eine Achtsamkeitsgruppe. Die Übung von Achtsamkeit wird dennoch häufig als anspruchsvoll erlebt: Achtsamkeit erfordert, sich von alten Gewohnheiten und Verhaltensmustern zu lösen, und wir alle wissen aus eigener Erfahrung, wie schwierig das sein kann. Für Menschen mit psychischen Problemen kann dies ungleich schwerer sein. Das Brechen mit alten Gewohnheitsmustern kann Ängste auslösen und eine unangenehme innere Spannung erzeugen bzw. stark erhöhen. Allein das Einüben einer annehmenden Haltung der eigenen Person als auch den unterschiedlichen Erlebensweisen und Ereignissen gegenüber erfordert ein starkes Umdenken für viele der Teilnehmer. Zeigen Sie Verständnis für diese Schwierigkeiten und drängen Sie die Teilnehmer nicht. Ermutigen Sie sie jedoch, jede Übung zumindest auszuprobieren. Gehen Sie davon aus, dass jeder Teilnehmer so gut mitmacht, wie er eben kann.

Ihre Einstellung und Grundhaltung beeinflusst entscheidend (wenn natürlich auch nicht ausschließlich) die Atmosphäre in der Gruppe. Achten Sie deshalb selbst auf eine stets annehmende Haltung. Das ist die beste Voraussetzung für Offenheit, Verständnis und Flexibilität im Umgang mit Hindernissen. Machen Sie sich immer wieder klar: Nicht *Sie* müssen die Teilnehmer vom Sinn der Achtsamkeit überzeugen – die Übung selbst soll überzeugen. Vermeiden Sie deshalb Diskussionen mit dem Ziel, Ansichten zu ändern. Das Motto soll stets heißen: Probieren wir es einmal aus!

Zeigen Sie Wertschätzung für jede geäußerte Erfahrung, indem Sie aufmerksam zuhören und sie annehmen als das, was sie ist: eine Erfahrung des Teilnehmers, die nie richtig oder falsch ist. Sie ist, wie sie ist. Beziehen Sie bei der Erörterung von Fragen oder Hindernissen eines Teilnehmers unbedingt auch die anderen Teilnehmer mit ein, indem sie sie nach ihren Erfahrungen fragen.

3.2 Sammeln Sie eigene Erfahrungen mit Achtsamkeit!

Auch Sie selbst sollten Interesse daran haben, Achtsamkeit auszuprobieren und eigene Erfahrungen mit Achtsamkeit zu sammeln. Das setzt eigene regelmäßige Übung voraus. Eine Gruppe zu leiten, wenn man selbst nicht regelmäßig übt, ist nicht sinnvoll. Achtsamkeit können wir wirklich nicht rein verstandesmäßig begreifen. Die eigene Praxis bildet die Grundlage für ein Verständnis der Erfahrungen der Teilnehmer. Denn die Erfahrungen ähneln sich letztendlich bei allen, die Achtsamkeit üben und praktizieren. Nur der Schwerpunkt bestimmter Hindernisse beim Üben ist individuell verschieden. So ist der Austausch innerhalb der Achtsamkeitsgruppe immer ein Austausch der gemachten Erfahrungen. Optimal ist es natürlich, wenn Sie als Gruppenleiter einen Erfahrungsvorsprung haben. Für die Leitung der Gruppe ist es aber auch andererseits nicht notwendig (und auch nicht möglich), dass Sie alle vorgebrachten Schwierigkeiten der Teilnehmer aus eigener Erfahrung kennen. Auf die häufigsten Schwierigkeiten (oder anders ausgedrückt: Hindernisse) gehen wir deshalb in einem Kapitel am Ende des Buches noch gesondert ein.

4 Einführung für neue Teilnehmer

4.1 Das Aufnahmegespräch

Bei einer offen durchgeführten Gruppe ist es notwendig, ein Aufnahmegespräch zu führen, bevor ein Teilnehmer neu in die Gruppe kommt. Dieses dient der Orientierung des Teilnehmers, was ihn in der Gruppe erwartet, und seiner Motivierung. Vor dem Aufnahmegespräch bekommt jeder neue Teilnehmer folgende Unterlagen mit der Bitte, diese vorab zu lesen:

- Infoblatt *Einführung in das Achtsamkeitstraining*
- Infoblatt *Basisübung*
- Einverständniserklärung *Gruppenregeln*
- Infoblatt *Achtsamkeit im Alltag*
- Übungsprotokoll

Die Inhalte und auftauchenden Fragen werden im Aufnahmegespräch besprochen.

> **Checkliste für die Themen, die im Aufnahmegespräch besprochen werden sollten:**
>
> 1. Eine kurze Einführung in die Achtsamkeit – Was ist Achtsamkeit?
> 2. Vermittlung der Ziele von Achtsamkeit und Erörterung der persönlichen Ziele des Teilnehmers
> 3. Erörterung möglicher Vorbehalte und Vorbesprechung möglicher schwieriger Situationen
> 4. Allgemeine Informationen zu den Rahmenbedingungen
> 5. Besprechung und Vereinbarung der Gruppenregeln
> 6. Festlegung der persönlichen Basisübung des Teilnehmers
> 7. Besprechung möglicher Fragen zum Übungsprotokoll

4.2 Einführung in die Achtsamkeit

Die Einführung sollte kurz gehalten werden. Gehen Sie zusammen mit dem Teilnehmer das Infoblatt durch, erkundigen Sie sich nach möglichen Fragen und besprechen diese kurz. Weisen Sie darauf hin, dass es nicht wichtig ist, schon jetzt genau zu verstehen, was Achtsamkeit bedeutet. Letztendlich geht es darum, durch die Teilnahme an der Gruppe zu verstehen, was Achtsamkeit heißt und eigene Erfahrungen damit zu sammeln.

4.3 Ziele von Achtsamkeit

Das Verständnis davon, warum wir Achtsamkeit üben, ist zentral, um die Motivation für die Teilnahme zu erhöhen. Dafür ist es sehr wichtig, die allgemeinen Ziele zu den persönlichen Schwierigkeiten des Teilnehmers in Bezug zu setzen. Fragen Sie nach mindestens einem guten Grund, warum sich die Teilnahme für ihn lohnen könnte (z. B. um die Selbstwahrnehmung zu verbessern, sich von starken Gefühlen besser distanzieren zu können usw.). Selbstverständlich ist die Überprüfung, ob sich die Teilnahme ganz persönlich wirklich lohnt, erst durch die eigene Erfahrung mit den Übungen möglich.

4.4 Mögliche Vorbehalte und persönliche Schwierigkeiten

Diskussionen mit dem Ziel, den Teilnehmer schon vorab gänzlich vom Sinn der Achtsamkeitsübung zu überzeugen, sollten unbedingt vermieden werden. Gleichzeitig ist es jedoch wichtig, mögliche Vorbehalte nicht zu übergehen. Nehmen Sie Sorgen und Zweifel des Teilnehmers ernst und gehen Sie darauf ein. Machen Sie eine »Kosten-Nutzen-Abwägung« (»Pro und Kontra«) für die Teilnahme an der Gruppe. Besprechen Sie konkrete Schritte für den Umgang mit erwarteten Schwierigkeiten (z. B. Schwierigkeiten, Zeit für eine regelmäßige Teilnahme oder für die Arbeit mit Hausaufgaben zwischen den Sitzungen zu finden, Dissoziation[4], innere Unruhe etc.).

---

4 Mit Dissoziation ist ein Zustand gemeint, bei dem das Zeitgefühl und Erinnerungsvermögen, die Wahrnehmung für die Umgebung, für sich selbst und den Körper gestört und verändert ist.

4.5 Allgemeine Informationen zu den Rahmenbedingungen

Zu den Rahmenbedingungen, die mit neuen Teilnehmern angesprochen werden müssen, gehören Zeit und Ort, an dem die Gruppe stattfindet. Zu den einzelnen Sitzungen sind keine weiteren Informationen nötig. Die Teilnehmer werden darauf hingewiesen, dass es zur Vorbereitung auf die erste Sitzung nichts weiter zu tun und innerhalb der Gruppe nichts zu leisten gibt. Sie werden ausdrücklich darauf hingewiesen, dass es darum geht, Erfahrungen beim Üben zu sammeln, die nie richtig oder falsch sind. Sie sind eingeladen, zu überprüfen, ob Achtsamkeit auch für sie persönlich wertvoll ist. Die Teilnehmer sollten darauf hingewiesen werden, dass es zu jeder Sitzung Hausaufgaben und Arbeitsblätter gibt sowie ein Übungsprotokoll, welches täglich ausgefüllt werden soll und in dem es die Möglichkeit gibt, Kommentare zu den Übungen zu notieren.

Wird zusätzlich eine Übungsgruppe angeboten (▶ Kap. 6), wird auch Zeit und Ort dieser Gruppe mitgeteilt sowie die Inhalte und der Ablauf der Gruppe erklärt.

4.6 Gruppenregeln

Mit Gruppen bereits erfahrene Teilnehmer sind damit vertraut: Es gibt Gruppenregeln, die wichtig sind für das gegenseitige Vertrauen und die Verminderung von Störfaktoren. Gehen Sie in jedem Fall die Regeln vollständig durch und holen Sie das Einverständnis des Teilnehmers zur Einhaltung ein.

4.7 Die Basisübung

Gehen Sie das Infoblatt *Basisübung* durch und klären Sie mögliche Fragen. Ziel ist es, die persönliche Basisübung des Teilnehmers festzulegen. Führen Sie die Übung zum Abschluss gemeinsam mit dem Teilnehmer durch.

5 Allgemeiner Ablauf einer Sitzung

Die Sitzungen folgen jeweils einer festen Struktur, in der sich Übung, Erfahrungsaustausch und Diskussion abwechseln:

1. *Begrüßung und Gong (ca. drei Minuten):*
Alle Teilnehmer, insbesondere auch neue Teilnehmer, werden begrüßt und der Ablauf der Sitzung wird erklärt. Bei Bedarf können kurz organisatorische Fragen (z. B. die nächste Sitzung fällt auf einen Feiertag) geklärt werden. Danach darf ein Teilnehmer die Klangschale nehmen und schlagen. Schon hier werden die Teilnehmer dazu aufgefordert, sich innerlich auf die achtsame Haltung auszurichten (die achtsame Haltung wird somit mit dem Gong assoziiert).
2. *Hausaufgabenbesprechung (ca. 15 Minuten):*
In diesem Abschnitt steht die Besprechung der Hausaufgaben jedes einzelnen Patienten im Mittelpunkt. In einer Gruppe mit 8 Teilnehmern sollte jeder Teilnehmer kurz zu Wort kommen. Es geht hier um eine kurze Rückmeldung zur Hausaufgabe, vor allem, um die Motivation zu erhöhen und die Reflexion über das Geübte anzuregen. Sehen Sie sich auch das Übungsprotokoll jedes Teilnehmers an und sprechen Sie Besonderheiten an. Tiefgehende Diskussionen bei der Hausaufgabenbesprechung sollten in der Regel vermieden werden. Der Schwerpunkt der Gruppe sollte beim Üben liegen. Findet die Gruppe zum ersten Mal statt, so dass es keine zu besprechenden Hausaufgaben gibt, kann die Basisübung der Teilnehmer besprochen werden (wer hat welche Übung gewählt).
3. *Basisübung (ca. drei Minuten):*
Nach der Besprechung der Hausaufgabe wird die Basisübung durchgeführt. Weil die Basisübung schon im Vorgespräch festgelegt wird, sollten in der Gruppe keine weiteren Diskussionen oder Klärungen notwendig sein. Die Basisübung wird also durch jeden Teilnehmer eigenständig durchführt. Hier ist keine Sitzordnung vorgegeben. Jeder Teilnehmer macht die Übung so, wie er es gewohnt ist und sucht sich seinen Platz im Raum.
Anmerkung: Aus Zeitgründen entfällt die Basisübung in einigen Sitzungen.
4. *Erfahrungsaustausch nach der Basisübung (ca. 5 Min.):*
Nach Durchführung der Basisübung bekommen die Teilnehmer die Möglichkeit, eine kurze Rückmeldung zur Übung zu geben. Gab es Besonderheiten? Gab es Schwierigkeiten oder auch positive Erlebnisse und Erkenntnisse? Es wird nicht erwartet, dass sich jeder Teilnehmer äußert. Gehen Sie kurz auf das Gesagte ein, betonen Sie die »Normalität« von möglichen Schwierigkei-

ten, geben sie ggf. kurze, korrigierende Hinweise bei z. B. falschen Annahmen (z. B. »Ich kann das nicht. Ich konnte meine Gedanken nicht abstellen«).
5. *Geschichte und Diskussion (ca. 15 Minuten):*
Nach der Basisübung liegt der Schwerpunkt bei der Auseinandersetzung mit spezifischen Aspekten von Achtsamkeit. Das jeweilige Thema wird durch eine kurze Geschichte eingeführt und veranschaulicht. Sie soll die Diskussion und die Reflexion der Teilnehmer anregen. Sie wird von einem freiwilligen Teilnehmer vorgelesen und die übrigen Teilnehmer werden gebeten, achtsam zuzuhören. Im Anschluss daran findet die Diskussion statt. Vorschläge für Fragen zur Anregung der Diskussion finden Sie im Praxisteil jeweils im Anschluss an die Geschichte. Beachten Sie jedoch, dass nicht alle Fragen in die Diskussion eingebracht werden müssen. Entscheiden Sie selbst je nach Situation und Diskussionsverlauf.
6. *Übung der Sitzung und Erfahrungsaustausch nach der Übung (ca. 15 Minuten):*
Passend zum jeweiligen Thema der Sitzung wird eine Achtsamkeitsübung durchgeführt. Die Übungsanleitungen enthalten Zeitangaben sowohl für Sie als Gruppenleiter als auch für die Teilnehmer. Die Orientierung über die geplante Zeit hilft unserer Erfahrung nach, sich ganz auf die Übung zu konzentrieren. In den Übungsanleitungen befinden sich Auslassungen durch Pünktchen. Diese symbolisieren Pausen zwischen den Sätzen. Überlassen Sie die Länge Ihrem Gespür. Im Anschluss an die Übung bekommen die Teilnehmer die Möglichkeit, von Ihren Erfahrungen zu berichten.
7. *Neue Hausaufgabe verteilen*, Beendigung der Sitzung und 3 x Gong (ca. fünf Minuten)

Im Praxisteil befinden sich die genauen Anleitungen zu den Sitzungen und die Hausaufgabenblätter für jede Sitzung. Für die Diskussionen und Rückmelderunden haben wir als Hilfestellung Kommentare für Gruppenleiter eingefügt.
Zur Grundausstattung jeder Sitzung gehört die Klangschale. Auf zusätzlich benötigte Materialien findet sich ein Hinweis zu Beginn jeder Sitzung. Hinweise zur Besprechung der Hausaufgaben finden Sie in der Sitzungsbeschreibung, in der die Hausaufgabe ausgegeben wurde.

6 Die Übungsgruppe

Die im Praxisteil beschriebenen Sitzungen bestehen aus einer Mischung aus Übung und inhaltlicher Diskussion/Wissensvermittlung. Da der Übung von Achtsamkeit jedoch besondere Bedeutung zukommt (wir können lange über Achtsamkeit reden, aber wenn wir nicht üben, wird sich gar nichts ändern) hat es sich im stationären Rahmen von Vorteil erwiesen, eine zusätzliche Übungsgruppe anzubieten, die ebenfalls einmal pro Woche stattfindet und 30 Minuten dauert. Diese Gruppe ist dann rein dem Üben von Achtsamkeit gewidmet. Wenn die personellen und zeitlichen Möglichkeiten es zulassen, ist es sogar empfehlenswert, die Übungsgruppe täglich anzubieten.

Die Übungsgruppe kann je nach den personellen Möglichkeiten mit oder ohne therapeutische Begleitung stattfinden. Sie soll es den Teilnehmern erleichtern, regelmäßig zu üben. Sie beinhaltet zwei Übungsmomente: Die Basisübung und eine weitere Achtsamkeitsübung, die ein Teilnehmer der Gruppe vorschlägt, vorbereitet und in der Sitzung anleitet (siehe auch unten). Diese Person wird jeweils am Ende der Übungssitzung für das nächste Mal bestimmt. Sie übernimmt im Übrigen auch die Leitung der gesamten Gruppe, wenn diese ohne Therapeuten stattfindet. In unserer Praxis hat sich eine Gesamtdauer der Sitzung von 30 Minuten bewährt.

Auch die Sitzungen der Übungsgruppe folgen einer festen Struktur:

1. *Begrüßung und Gong (ca. drei Minuten):*
   Der Teilnehmer, der eine Übung für die aktuelle Sitzung vorbereitet hat, übernimmt die Klangschale und schlägt sie an.
2. *Basisübung (ca. fünf Minuten):*
   Die Basisübung wird nach der Begrüßung und dem Gongschlag durch jeden Teilnehmer eigenständig durchführt. Eine Sitzordnung ist nicht vorgegeben. Jeder Teilnehmer macht die Übung so, wie er es gewohnt ist und sucht sich einen Platz im Raum. Weil eine Nachbesprechung der Basisübung in den im Praxisteil beschriebenen Sitzungen stattfindet, ist die Nachbesprechung nicht Bestandteil der Übungsgruppe. Es gibt den Teilnehmern die Möglichkeit, sich auf die eigene Erfahrung zu konzentrieren.
3. *Übung der Sitzung (ca. 10 Minuten):*
   Der Teilnehmer, der die Übung für die Sitzung vorbereitet hat, leitet diese selbstständig an. Dabei ist es wichtig, dass er zuerst die Übung erklärt, so dass die restliche Gruppe sich vorbereiten und darauf einlassen kann.

4. *Erfahrungsaustausch nach der Übung der Sitzung (ca. 5 Min.):*
Nach der Übung bekommen die Teilnehmer die Möglichkeit, von Ihren Erfahrungen zu berichten.
Anmerkung: Ohne therapeutische Leitung fällt die Nachbesprechung der Patientenübung aus und die Sitzungsdauer kann entsprechend gekürzt werden, z. B. auf 15–20 Minuten.
5. *Übungsleiter für die nächste Sitzung bestimmen* und 3 x Gong (ca. fünf Minuten)

Ideen zur Übung der Sitzung kann sich der jeweilige Teilnehmer im Infoblatt *Achtsamkeit im Alltag* holen, welches an interessierte Gruppenteilnehmer ausgegeben wird. Der Teilnehmer kann auch Vorschläge von der Gruppe einholen, wenn der Auftrag erteilt wird. Häufig ist es hilfreich, die Interessen und Hobbys der Person anzusprechen. Wir haben wundervolle Achtsamkeitsübungen erlebt, indem die jeweiligen Teilnehmer etwas vorbereitet haben, zu dem sie einen persönlichen Bezug haben (z. B. brachte eine Teilnehmerin ihre Gitarre mit und die Gruppe durfte unterschiedliche Akkorde achtsam anhören). Gleichzeitig ist es wichtig zu betonen, dass keine Übung »besser« ist als eine andere, und dass eine Übung nicht verlangt, dass man etwas »kaufen« oder mitnehmen muss. Es geht auch nicht darum, immer »originellere« Ideen zu haben und für viel Abwechslung zu sorgen. Die Übung von Achtsamkeit versucht schließlich, dem Drang nach Abwechslung und Zerstreuung nicht mehr nachzugeben.

Unsere Erfahrungen damit, eine zusätzliche Übungsgruppe anzubieten, sind bisher durchaus positiv. Die Teilnehmer haben es begrüßt, Eigenverantwortung im Rahmen des Achtsamkeitstrainings zu übernehmen.

Sandras Erfahrungen beim Einstieg in die Gruppe:

Mein erster Gedanke war »oh Gott, [...]«. Als ich dann in der Gruppe dabei war, wurde ich positiv überrascht. Es ist so, dass immer ein Patient aus der Gruppe etwas vorbereitet hat [...]. Das fand ich echt klasse. Dadurch, dass ich mich aktiv mit dem Thema Achtsamkeit auseinandergesetzt habe, habe ich einen anderen Bezug dazu bekommen. Mir hat es meistens Spaß gemacht, für die anderen was vorzubereiten und ich habe gemerkt, dass die Möglichkeiten, was man im Bereich Achtsamkeit machen kann, total groß sind. Ich bin auch der Ansicht, dass es, grad wenn Achtsamkeit schwerfällt, unheimlich hilfreich ist, wenn der Patient so mit einbezogen wird. Für mich war das Achtsamkeit lernen irgendwie in spielerischer Form und ich konnte ein paar Dinge beitragen, die ich während meiner Arbeit als Erzieherin mit den Kindern gemacht habe. [...] Es ist schon etwas anderes, ob Patienten für Patienten etwas vorbereiten oder man »das Programm« vom Therapeuten präsentiert bekommt...

II Praxis
Sitzungen 1–13

> **Content Plus**
>
> Elektronisches Zusatzmaterial können Sie unter folgendem Link und Passwort herunterladen[5]:
> Link: http://downloads.kohlhammer.de/?isbn=978-3-17-033711-4
> Passwort: YrrayEHX

---

[5] Wichtiger urheberrechtlicher Hinweis: Alle zusätzlichen Materialien, die im Download-Bereich zur Verfügung gestellt werden, sind urheberrechtlich geschützt. Ihre Verwendung ist nur zum persönlichen und nichtgewerblichen Gebrauch erlaubt. Jede Verwendung außerhalb der engen Grenzen des Urheberrechts ist ohne Zustimmung des Verlags unzulässig und strafbar. Das gilt insbesondere für Vervielfältigungen, Mikroverfilmungen und für die Einspeicherung und Verarbeitung in elektronischen Systemen.

Übersicht der Sitzungen

Sitzung	Geschichte	Thema der Sitzung	Übung der Sitzung	Arbeitsblatt	Hausaufgabe
1	In Eile durch das Leben (Anna kommt zu spät zur Arbeit)	**Die achtsame und die nichtachtsame Haltung (»Autopiloten-Modus«) unterscheiden lernen.**	Als »Überprüfung« der Achtsamkeit: Sich zu vergegenwärtigen, welche Kleidung die Übungspartnerin oder der Übungspartner trägt	Kommen Sie an im Hier und Jetzt!	• Achtsame Momente beschreiben, die schon erlebt wurden • Eine alltägliche Tätigkeit achtsam ausführen (z. B. Zähne putzen)

Besonderheiten der Sitzung: Keine.

2	Schrecklich oder oberhammergeil? (unterschiedliche Bewertungen einer Jacke)	**Sensibilisierung für Bewertungen; Die nicht-bewertende Haltung verstehen.**	1. Das Gesicht (die Hand) des Gruppenleiters wahrnehmen 2. Beschreibungen des Gesichts (der Hand) formulieren	Achtung! Bewertung!	Ein Bild achtsam betrachten, Bewertungen erkennen und wertfreie Beschreibungen formulieren

Besonderheiten der Sitzung:

- Aufgrund von zeitlichen Gründen entfällt die Basisübung.
- *Benötigte Materialien:* Für die Hausaufgabe brauchen Sie ein Bild, welches zu Bewertungen einlädt und an die Teilnehmer ausgegeben wird. Achten Sie jedoch darauf, dass Sie ein Bild auswählen, welches nach Möglichkeit keine traumatischen Erinnerungen auslöst.

3	Ein Fest für die Sinne (Petras Sinneseindrücke in Indien)	**Achtsames Riechen üben**	Kräuter/Gewürze achtsam riechen	Riech doch mal wieder!	*Parfüm achtsam riechen* *Zusatzaufgabe: Achtsames Riechen im Alltag*

Übersicht der Sitzungen

Sitzung	Geschichte	Thema der Sitzung	Übung der Sitzung	Arbeitsblatt	Hausaufgabe

Besonderheiten der Sitzung:

- *Benötigte Materialien:* Nehmen Sie Gewürze oder Kräuter in die Gruppe mit. Legen Sie sie in eine Schale, die Sie in der Runde am Anfang der Übung herumreichen.
- Das Arbeitsblatt enthält eine Zusatzaufgabe. Verweisen Sie darauf, dass diese Aufgabe freiwillig ist.

Sitzung	Geschichte	Thema der Sitzung	Übung der Sitzung	Arbeitsblatt	Hausaufgabe
4	Tango (Patrick lernt Tango tanzen)	Achtsamkeit für jeden Aspekt des Augenblicks üben	Achtsames Gehen	Kennen Sie das »Wassergefühl«?	Eine sportliche oder künstlerische Aktivität achtsam ausführen

Besonderheiten der Sitzung: Keine.

Sitzung	Geschichte	Thema der Sitzung	Übung der Sitzung	Arbeitsblatt	Hausaufgabe
5	Der Traum, fertig zu werden (die Journalistin, die einen perfekten Garten haben wollte)	Mit Achtsamkeit Stress und Perfektionismus entgegenwirken	Achtsames Sitzen (Körperwahrnehmungen), im Augenblick »nichts tun«	Verbessern Sie Ihren Umgang mit Stress und Perfektionismus!	Etwas in der Wohnung/im Zimmer verändern; damit zufrieden sein, was getan wurde.

Besonderheiten der Sitzung: Keine.

Sitzung	Geschichte	Thema der Sitzung	Übung der Sitzung	Arbeitsblatt	Hausaufgabe
6	Die Qual der Wahl (Annika und Sofie besuchen die Eisdiele)	Achtsames Schmecken üben; den eigenen Wünschen und Bedürfnissen Beachtung schenken.	Ein Stück Obst aussuchen/essen und dabei auf eigene Bedürfnisse achten, einen Zugang zur inneren Stimme suchen	Achten Sie auf sich selbst!	Sich Zeit nehmen und Kontakt zu den körperlichen Bedürfnissen aufnehmen

Besonderheiten der Sitzung:

- *Benötigte Materialien:* Für diese Übung brauchen Sie ein Stück Obst für jeden Teilnehmer.

Sitzung	Geschichte	Thema der Sitzung	Übung der Sitzung	Arbeitsblatt	Hausaufgabe
7	Ich höre etwas, was du nicht hörst (Jenny achtet auf Geräusche im Wald)	Achtsames Hören üben	Geräusche achtsam wahrnehmen und benennen	Werden Sie eine Torhüterin/ein Torhüter!	Achtsames Hören

Sitzung	Geschichte	Thema der Sitzung	Übung der Sitzung	Arbeitsblatt	Hausaufgabe

Besonderheiten der Sitzung:

- *Benötigte Materialien:* Nehmen Sie 4–5 Gegenstände mit, mit denen Sie Geräusche verursachen können (z. B. eine Sprudelflasche). Für weitere Vorschläge lesen Sie die Vorbereitung für die Übung.

8	Die Kunst des Aufschiebens (Klara findet viele Aufgaben lästig und schiebt sie ständig auf)	Den Weg zum Ziel machen	Achtsam Tee trinken, die Wahrnehmung für das, was wir gerade tun, erhöhen	Machen Sie den Weg zum Ziel!	*Eine etwas ungeliebte Tätigkeit achtsam erledigen, statt sie weiter aufzuschieben*

Besonderheiten der Sitzung:

- *Benötigte Materialien:* Brühen Sie zur Vorbereitung auf die Gruppe 2 verschiedene Teesorten auf und sorgen Sie für Teetassen; wenn Sie möchten können Sie die Aufgabe auch vor der Stunde an die Teilnehmer delegieren.

9	Der alte Mann am Meer (Jan entdeckt das Beobachten)	Achtsames Sehen üben	1. den ganzen Raum achtsam anschauen 2. eine Stelle oder einen Gegenstand im Raum achtsam anschauen	Gewinnen Sie Augenblicke!	1. Jeden Tag fünf Minuten etwas in der Natur beobachten 2. Einen Gegenstand in drei Schritten (aus drei verschiedenen Perspektiven) beobachten

Besonderheiten der Sitzung:

- Aus zeitlichen Gründen entfällt die Basisübung.
- Als Hausaufgabe kann eine von zwei Alternativen ausgesucht werden.

10	Eine Stadt voller Idioten (Stefan ärgert sich beim Einkaufen)	Achtsamer Umgang mit Gefühlen	Gefühle beobachten und sich davon distanzieren	Weniger Ärger mit dem Ärger	An eine Situation, die Ärger ausgelöst hat, denken und sich davon distanzieren

Besonderheiten der Sitzung: Diese Sitzung ist nicht geeignet, wenn die Mehrheit der Gruppenteilnehmer mit hoher Grundanspannung oder Unruhe in die Gruppe kommt. Die Übung der Sitzung kann auf Teilnehmer, die Gefühle als bedrohlich und unkontrollierbar wahrnehmen, den Effekt einer Exposition haben, d. h. die Übung kann die Intensität vorhandener Gefühle zunächst erhö-

Übersicht der Sitzungen

Sitzung	Geschichte	Thema der Sitzung	Übung der Sitzung	Arbeitsblatt	Hausaufgabe
					hen. Lesen Sie unbedingt die Kommentare für Gruppenleiter genau durch, bevor Sie die Übung durchführen und die Hausaufgabe besprechen.
11	Wecken in zehn Schritten (ein Kätzchen »arbeitet« über den Tastsinn)	Achtsames Spüren üben	Einen Gegenstand achtsam abtasten	Wissen Sie, wie sich Ihr Alltag anfühlt?	1. Achtsam barfuß gehen 2. Zusatzaufgabe: Achtsames Spüren im Alltag
	Besonderheiten der Sitzung:				
	• *Benötigte Materialien:* Für die Übung der Sitzung brauchen Sie eine Stofftasche mit unterschiedlichen Gegenständen aus dem Alltag, wie z. B. einen Schlüsselring, ein kleines Stofftier, eine Muschel, einen Stift, ein kleines Buch, einen Handschuh, einen Würfel, einen Löffel usw. • Das Arbeitsblatt enthält eine Zusatzaufgabe. Verweisen Sie darauf, dass diese Aufgabe freiwillig ist.				
12	Heldenhaft (Kim Phúc und Nelson Mandela: Umgang mit Schicksalsschlägen)	Annehmende Haltung und Akzeptanz üben	Atem zählen (1-2-3)	Akzeptanz statt »Kopf-durch-die-Wand«	1. Atem beobachten im Sitzen 2. Atem beobachten beim Gehen
	Besonderheiten der Sitzung: Als Hausaufgabe kann eine von zwei Alternativen ausgesucht werden.				
13	Diese ewige Selbstkritik (Laura leidet unter ihrer Selbstkritik)	Mitgefühl und Selbstmitgefühl entwickeln und stärken	Wärme und Mitgefühl entwickeln durch eine Visualisierungsübung	Ab heute nur noch mit Mitgefühl...	1. Wärme und Mitgefühl entwickeln durch eine Visualisierungsübung 2. Metta-Meditation
	Besonderheiten der Sitzung: Keine.				

Sitzung 1 – Eine kleine Geschichte: In Eile durch das Leben

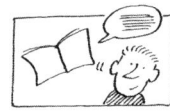

Ich möchte jetzt eine kurze Geschichte vorlesen. Ich bitte euch darum, achtsam zuzuhören. Nehmt bitte eine achtsame Haltung ein und konzentriert euch voll und ganz auf die Geschichte.

Fünfzehn Minuten später als sonst holte Anna das Fahrrad aus dem Keller. In ihrer Tasche lagen ausnahmsweise nur zwei Äpfel. Heute hatte die Zeit einfach nicht dafür gereicht, etwas für die Mittagspause vorzubereiten. Sie war viel zu spät aufgestanden und merkte jetzt, wie Panik in ihr aufstieg – es war ihr sehr wichtig, pünktlich in der Firma anzukommen. Immerhin hatte sie diese Stelle erst vor zwei Monaten angetreten. In ihrer Eile hatte sie auch noch ihren Terminkalender auf der Fensterbank in der Küche vergessen. Als sie auf dem Fahrrad saß, dachte sie: Typisch! Wäre ich gestern Abend bloß früher ins Bett gegangen! Aber den Abend zuvor hatte sie damit verbracht, ihrer Freundin Petra zuzuhören, die zum dritten Mal in dieser Woche über die Streitereien mit ihrem Freund berichtete. So verbrachte Anna also zwei Stunden am Telefon, bis Petra das Gespräch beenden musste, weil ihre kleine Tochter aufgewacht war. Anna hatte es einfach nicht geschafft zu sagen, dass sie eigentlich sehr müde war.

Während der Fahrt konnte sie es nicht lassen, sich mehr und mehr über Petras Verhalten zu ärgern. Petra wusste doch, wie stressig diese Anfangszeit für sie war. Hätte sie nicht etwas früher anrufen können? Anna merkte, wie das Blut in den Schläfen zu pochen begann. Die Gedanken drehten sich immer schneller und schneller. Blöde Kuh! dachte sie. Aber in diesem Moment meinte sie nicht Petra, sondern sich selbst. Warum hatte sie immer solche Schwierigkeiten, sich gegenüber Petra abzugrenzen? Mit 31 Jahren müsste man doch so etwas gelernt haben! Und jetzt – jetzt wartete ein langer Tag in der Firma. Eine wichtige Besprechung war schon seit mehreren Wochen eingeplant, bei der sie zum ersten Mal das Protokoll schreiben sollte. Eigentlich eine interessante Aufgabe, aber gleichzeitig, naja, irgendwie hatte sie sich mehr erhofft.

Plötzlich nahm Anna wahr, dass sie abbiegen musste. Etwas verwundert dachte sie: Huch, ich bin ja schon da.

Was ist eigentlich während der Fahrt passiert?

Sitzung 1 – Kommentare

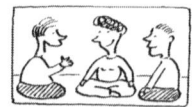

> **Thema der Sitzung: Achtsamkeit vs. »Autopiloten-Modus«**
>
> **Struktur der Sitzung:**
>
> - Begrüßung und Gong (ca. 3 Minuten)
> - Hausaufgabenbesprechung (ca. 15 Minuten)
> - Basisübung (ca. drei Minuten) und Erfahrungsaustausch (ca. 5 Minuten)
> - Geschichte und Diskussion (ca. 15 Minuten)
> - Übung der Sitzung und Erfahrungsaustausch (ca. 15 Minuten)
> - Neue Hausaufgabe verteilen, Beendigung der Sitzung und 3 x Gong (ca. 5 Minuten)

Anregungen für die Diskussion in der Gruppe nach der Geschichte

Besprechen Sie zuerst die Frage, die am Ende der Geschichte kommt.

- GL[6]: *Was fällt Ihnen sonst bei Anna auf?*
- GL: *Kennen Sie solche Situationen auch von sich selbst? Wie würden Sie Ihren eigenen Tagesablauf bis jetzt beschreiben? Waren Sie mit Ihrer Aufmerksamkeit jeweils bei dem, was Sie gerade getan haben?*
- GL: *Wann merkt Anna, dass sie nicht achtsam gewesen ist?*

Anmerkung:

- In dieser Geschichte ist Anna in einem »Zustand«, den die meisten von uns gut kennen – wir nennen ihn *Autopiloten-Modus*. Dieser ist das Gegenteil von Achtsamkeit. Wir meinen damit einen Zustand, in dem wir automatisiert handeln, ohne mit unserer Aufmerksamkeit bei dem zu sein, was wir gerade tun.
- Was fällt bei Anna auf?
  - Am Abend achtet sie nicht auf ihre Bedürfnisse und auf ihre Grenzen.
  - Sie übersieht Dinge (sie lässt z. B. ihren Terminkalender zu Hause liegen, obwohl sie ihn bei der Arbeit braucht) und verliert sich in Gedankenketten (sie denkt z. B. über das Gespräch mit der Freundin nach). Die Gedankenketten lösen unangenehme Gefühle aus und verstärken ihre Unachtsamkeit.
  - Sie macht sich selbst »runter« (»Blöde Kuh«) und verschlimmert so die sowieso schon schwer zu bewältigende Situation. Ihr fehlt die Distanz zur

---

6 Abkürzung für Gruppenleiter

Situation und deswegen ist sie auch nicht in der Lage, über alternative Handlungsweisen nachzudenken (Anna hätte z. B. in der Firma anrufen können, um zu sagen, dass sie verspätet ist).
- Die Handlungen werden zum großen Teil automatisch ausgeführt, ohne dass Anna mit ihrer Aufmerksamkeit wirklich bei dem ist, was sie gerade tut. Letztendlich kann sie nicht wissen, ob sie sich selbst oder andere durch ihre Unachtsamkeit im Straßenverkehr gefährdet hat.
- Sorgen, Ängste und andere unangenehme Gefühle entstehen häufig durch Gedanken an Vergangenes oder daran, was noch vermeintlich auf uns zukommt (also Gedanken an die Zukunft). Das ist etwas, das viele Menschen sehr gut kennen. Wenn wir lernen, mit unserer Aufmerksamkeit bei dem zu bleiben, was jetzt gerade ist – mit unserer Aufmerksamkeit also beim »Hier und Jetzt« zu verweilen – stellen wir häufig fest, dass sich Sorgen, Ängste und Ärger vermindern.
- Am Ende der Geschichte stellt Anna plötzlich fest, dass sie kaum wahrgenommen hat, wie sie sich im Straßenverkehr verhalten hat. In diesem Moment merkt sie, dass sie unachtsam gewesen ist – das ist ein Moment der Achtsamkeit.

Führen Sie die Übung der Sitzung in der Gruppe durch

- **GL-Einleitung:** *Da es gut ist, nicht nur über Achtsamkeit zu reden, sondern auch praktische Erfahrung zu sammeln, machen wir jetzt (wie immer) eine Übung. Ich gebe Ihnen während der Übung die nötigen Anweisungen.*
- **GL-Haltung:** *Für die Übung möchte ich Sie nun bitten, sich zunächst mit Ihren Stühlen so hinzusetzen, dass Sie mit Ihrer Nachbarin oder Ihrem Nachbarn Rücken an Rücken sitzen. Sie dürfen dabei gerne etwas Abstand voneinander haben.* (Warten Sie, bis alle ihren Platz gefunden haben) *Während der Übung drehen Sie sich bitte nicht um. Wir beginnen jetzt mit der Übung* (Gongschlag).
- **GL-Orientierung:** entfällt.
- **GL-Übung:**
  - *Nun möchte ich Sie bitten, sich vor Ihrem inneren Auge vorzustellen, welche Kleidung Ihre Übungspartnerin oder Ihr Übungspartner heute trägt. Wenn Sie möchten, schließen Sie dabei die Augen. Stellen Sie sich die Person hinter Ihnen vor. Was hat sie oder er an? Was für ein Oberteil trägt sie oder er? ...Sind es ein oder mehrere Teile? Versuchen Sie sich so genau wie möglich vorzustellen, was die Person hinter Ihnen oben herum trägt. Welche Farbe hat das Oberteil? Aus welchem Stoff ist es? Wie ist es geschnitten? Gibt es Besonderheiten, an die Sie sich erinnern? Wenn Sie nicht so genau wissen, was die Person tatsächlich trägt, stellen Sie sich etwas vor, was Ihnen spontan in den Sinn kommt... Jetzt überlegen Sie, welche Hose oder Rock die Person hinter Ihnen trägt. Welche Farbe hat die Hose oder der Rock, aus was für einem Stoff besteht dieses Kleidungsstück, wie ist es geschnitten? Gibt es Besonderheiten, an die Sie sich erin-*

nern? ...Wenn Sie sich nicht so genau erinnern können, stellen Sie sich wieder etwas vor, was Ihnen spontan in den Sinn kommt... Jetzt überlegen Sie bitte, welche Schuhe die Person trägt. Lassen Sie die Person hinter Ihnen mit der Kleidung, die sie trägt, vor Ihrem inneren Auge entstehen. Vervollständigen Sie das Bild beliebig an den Stellen, an denen Sie unsicher sind. Wichtig ist, dass Sie sich ein vollständiges Bild machen...
- Nachdem Sie nun ein vollständiges Bild entwickelt haben, möchte ich Sie bitten, sich dieses Bild für einen Moment einzuprägen... Jetzt nehmen Sie bitte Ihre Stühle und drehen sich ruhig um, so dass Sie sich mit Ihrer Übungspartnerin oder Ihrem Übungspartner gegenüber sitzen. (Warten Sie, bis alle wieder sitzen)
- Überprüfen Sie nun bitte das Bild, welches Sie sich vorher gemacht haben. Vergleichen Sie die Vorstellung mit der Realität. Achten Sie auch auf Details.
- (Beenden Sie nach einer kurzen Pause die Übung mit dem Gongschlag)

Holen Sie kurze Rückmeldungen zu der Übung ein

- *GL: War es Ihnen möglich, die Kleidung Ihrer Übungspartnerin oder Ihres Übungspartners vollständig korrekt zu erinnern?*

Anmerkung:

- Bei dieser Übung ist zu erwarten, dass die Kleidung nicht vollständig erinnert werden kann. Genau das spiegelt den Autopiloten-Modus wider. Die Übung löst bei den Teilnehmern oft einen Aha-Effekt aus, weil sie deutlich macht, wie viele Aspekte des aktuellen Moments wir im Alltag verpassen. Sie ist keine Achtsamkeitsübung im eigentlichen Sinn, aber sie kann das Interesse für Achtsamkeit erhöhen und schärft in der Regel die Aufmerksamkeit und Achtsamkeit für Sinneseindrücke in den kommenden Tagen.
- Dadurch, dass die Teilnehmer bereits in der Gruppe und eventuell auch schon vorher Zeit miteinander verbracht haben, ist es möglich, dass es einigen Teilnehmern gelungen ist, die Kleidung der Person hinter ihnen korrekt zu erinnern. Das bedeutet, der Teilnehmer war bereits aufmerksam.
- Achtung: Ziel von Achtsamkeit im Alltag kann und soll es jedoch auch nicht sein, alle Detailinformationen wahrzunehmen und abzuspeichern. Bewusste Wahrnehmung äußerer Sinneseindrücke erhöht jedoch im Allgemeinen das Gefühl von Lebendigkeit.

Anmerkung zur Hausaufgabenbesprechung (in der folgenden Sitzung)

- Alle Teilnehmer dürfen eine kurze Rückmeldung dazu geben, was sie als Hausaufgabe ausprobiert haben. Arbeiten Sie vor allem die Unterschiede zu bisherigen Erfahrungen mit dieser Tätigkeit heraus, die sich durch Achtsamkeit ergeben haben.

Sitzung 1 – Kommen Sie an im Hier und Jetzt!

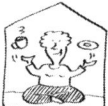

Kurzinfo

Häufig glauben wir, dass wir effektiver sind, wenn wir mehrere Dinge gleichzeitig tun. Die Erfahrung zeigt aber, dass diese Strategie meistens nicht effektiv ist. Wir nehmen uns selbst und die Umgebung nicht bewusst und konzentriert wahr, sondern übersehen wichtige Dinge und treffen dadurch oft ungünstige Entscheidungen. Wenn wir z. B. Auto fahren, gleichzeitig Radio hören und dabei an eine gute Freundin denken, werden wir die Umgebung nur eingeschränkt wahrnehmen. Wir verpassen dann mit großer Wahrscheinlichkeit die Autobahnausfahrt, die wir suchen, oder wir merken zu spät, dass ein Überholmanöver sehr gefährlich war. Achtsam sein heißt, im Hier und Jetzt zu sein und mit unserer Aufmerksamkeit bei einer Sache zu bleiben.

Hausaufgabe

- Jeder Mensch hat Momente der Achtsamkeit erlebt! Überlegen Sie selbst, wann Sie mit Ihrer Aufmerksamkeit voll und ganz bei *einer* Sache waren.
  Vielleicht erlebten Sie solche Momente während sportlicher Aktivitäten, als sie mit einem Tier spielten, während intensiver Begegnungen mit anderen Menschen, als Sie Kindern zuschauten, im Rahmen von kreativen Tätigkeiten oder musikalischen Ereignissen wie beispielsweise einem Konzert? Achtsame Momente begegnen uns auch oft, wenn wir uns in der Natur befinden und z. B. die Sonne, den Wind und den Regen wahrnehmen. Waren Sie jemals »eins« mit der Natur? Wann waren Sie voll und ganz im »Hier und Jetzt«?
- Beschreiben Sie einen achtsamen Moment, den Sie selbst erlebt haben:

  ....

  ....

  ....

- Und nun noch einmal zurück zur Geschichte von Anna. Schreiben Sie fünf typische Alltagssituationen auf, in denen Sie sich selbst üblicherweise im »Autopiloten -Modus« befinden (z. B. Zähne putzen)?

  1. ....

  2. ....

3. ....

4. ....

5. ....

- Wir möchten Sie bitten, bis zur nächsten Sitzung eine dieser Situationen so achtsam wie möglich zu erleben. Entscheiden Sie sich für eine Situation:

Ich entscheide mich für Situation: **1 2 3 4 5** (umkreisen Sie Ihre Wahl)

- **Führen Sie die Übung durch:**
Seien Sie so achtsam wie möglich. Wenn Sie merken, dass Ihre Aufmerksamkeit von Gedanken und Gefühlen weggetragen wird (was übrigens bedeutet, dass Sie in diesem Moment wieder achtsam sind), so kehren Sie in diesem Augenblick mit Ihrer Aufmerksamkeit zurück zur Übung.
- **Im Anschluss an die Übung:**
Beantworten Sie bitte folgende Fragen: Was war anders als sonst? Was ist Ihnen aufgefallen?

....

....

....

- Führen Sie die Übung, wenn Sie mögen, eine Woche lang täglich durch.

Sitzung 2 – Eine kleine Geschichte: Schrecklich oder ober-hammer-geil?

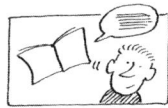

Ich möchte jetzt eine kurze Geschichte vorlesen. Ich bitte euch darum, achtsam zu zuhören. Nehmt bitte eine achtsame Haltung ein und konzentriert euch voll und ganz auf die Geschichte.

Die Ladentür ging auf und die silberne Türglocke läutete. Eine junge Frau näherte sich dem Ladentisch, auf dem verschiedene Kleidungsstücke ausgebreitet waren. Als sie der Ladeninhaberin gegenüberstand, holte sie eine Lederjacke aus einer Plastiktüte und legte sie auf den Ladentisch: »Ich gehe davon aus, dass Sie auch Lederjacken nehmen«, sagte sie und lächelte freundlich. »Ich habe diese Jacke seit zehn Jahren nicht mehr getragen … also ehrlich, ich kann mir das nicht mehr vorstellen, wie ich so etwas Schreckliches je tragen konnte. Die Farbe ist ja auch furchtbar, und naja, trotzdem dachte ich, dass Sie sie vielleicht nehmen würden … sie ist ja nicht kaputt oder so …«. Das Lächeln war noch da, aber sie schaute die Ladeninhaberin etwas verunsichert an. Vielleicht bereute sie es gerade, dass sie die Jacke so unvorteilhaft präsentiert hatte. Immerhin wollte sie die Jacke ja verkaufen.

»Natürlich nehmen wir auch Lederjacken. Ich führe diesen Second-Hand-Laden seit 25 Jahren und Sie wären überrascht, wenn Sie wüssten, wie viele Kunden schon mit einer gebrauchten Lederjacke überglücklich nach Hause gegangen sind«, antwortete die Ladeninhaberin. Auch sie lächelte und überlegte, was sie wohl für die Jacke bekommen könnte. Die Jacke war in einem sehr guten Zustand, auch wenn das Modell etwas ungewöhnlich und sehr figurbetont war. Insgesamt könnte es aber ein gutes Geschäft für sie werden.

Wenig später kam eine schwarz geschminkte junge Frau in Begleitung eines gleichaltrigen Mannes in den Laden. Sie redete laut und lebhaft über ein Rockkonzert, das sie am vorherigen Abend besucht hatte. Als die junge Frau an dem Ladentisch vorbeilaufen wollte, sah sie die Lederjacke, die die Ladeninhaberin gerade aufgehängt hatte. Die junge Frau drehte sich schnell um und sagte zu ihrem Freund mit begeisterter Stimme:

»Ey, guck dir diese Jacke an. Die ist ja einfach ober-hammer-geil!« Ihr Freund, der bereits auf dem Weg nach hinten war, kam zu ihr zurück. »Ich kann es nicht fassen, dass ich diese Farbe wiederfinde. Sie ist wirklich ungewöhnlich, eine Rarität!«, sagte die junge Frau. Nachdem ein Preis ausgehandelt war, packte die Ladeninhaberin die Jacke in eine Einkaufstüte und überlegte dabei: Ist die Jacke nun schrecklich oder ober-hammer-geil?

Was meint ihr?

Sitzung 2 – Kommentare

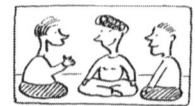

> **Thema der Stunde: Umgang mit Bewertungen**
>
> **Struktur der Sitzung:**
>
> - Begrüßung und Gong (ca. 3 Minuten)
> - Hausaufgabenbesprechung (ca. 15 Minuten)
> - Basisübung entfällt
> - Geschichte und Diskussion (ca. 15 Minuten)
> - Übung der Sitzung und Erfahrungsaustausch (ca. 25 Minuten)
> - Neue Hausaufgabe verteilen, Beendigung der Sitzung und 3 x Gong (ca. 5 Minuten)
>
> **Benötigte Materialien:**
> Für die Hausaufgabe brauchen Sie ein Bild, welches Sie an die Teilnehmer verteilen können und welches zu Bewertungen einlädt. Achten Sie jedoch darauf, dass Sie ein Bild auswählen, welches nach Möglichkeit keine traumatischen Erinnerungen auslöst.

Anregungen für die Diskussion in der Gruppe nach der Geschichte

Besprechen Sie zuerst die Frage, die am Ende der Geschichte kommt.

- GL: *Welche Auswirkungen hat es auf unser Erleben und unser Verhalten, wenn wir etwas als »schrecklich« bzw. »ober-hammer-geil« bezeichnen?*
- GL: *Wie könnte sich eine nicht-bewertende und annehmende Beschreibung von einer Jacke anhören?*

Anmerkung:

- **Bewertungen sind sehr subjektiv.** Die Aussage »Die Jacke ist schrecklich« impliziert, dass alle Personen zum gleichen Urteil kommen müssten. Die Aussage »Ich finde die Jacke schrecklich« dagegen beinhaltet, dass ich selber der Ansicht bin, die Jacke sei schrecklich und lässt offen, wie es für andere ist. Einige Personen neigen dazu, subjektives Empfinden mit Tatsachen zu vermischen. *Wenn wir die Geschichte lesen, fällt auf, dass wir am Ende eigentlich gar nicht wissen, wie die Jacke tatsächlich aussieht.*
- **Bewertungen beeinflussen unser Erleben und unser Verhalten.** Bewertungen wie »schrecklich« oder »hässlich« haben zur Folge, dass wir uns abwenden und führen zu unangenehmen Gefühlen, wenn ein Abwenden nicht möglich ist. Positive Bewertungen wie »schön« oder »ober-hammer-geil« dagegen ha-

ben zur Folge, dass wir uns zuwenden. Im Achtsamkeitstraining geht es jedoch auch nicht darum, insgesamt zu positiven Bewertungen zu kommen. Vielmehr geht es darum, mit dem Bewerten insgesamt aufzuhören und eine allgemein annehmende Haltung zu üben. Dies ermöglicht uns eine offene und vorurteilsfreie Herangehensweise an die Dinge und ermöglicht neue Erfahrungen. Ebenso können wir uns von unangenehmen Gefühlen besser distanzieren. Mit einer annehmenden Haltung werden wir freier gegenüber unserer Tendenz von Haben-Wollen und Nicht-Haben-Wollen.

- **Machen Sie deutlich, dass eine nicht-bewertende und annehmende Haltung unverzichtbar ist für Achtsamkeit.** Aufmerksamkeit und Konzentration alleine reichen nicht aus. Manchmal können sogar extreme Formen der Konzentration bedeuten, dass wir uns weit von Achtsamkeit weg bewegen. Jeder von uns kennt Situationen, in denen er so versunken war, dass er wichtige Ereignisse um sich herum nicht mitbekommen hat. Achtsamkeit heißt, sich zu öffnen für alle Aspekte des gegenwärtigen Moments und schult dabei loszulassen – loszulassen von Gedanken an Vergangenheit und Zukunft, loszulassen von alten Konzepten und Verhaltensmustern.
- *Die Alternative zu einer Bewertung finden wir, wenn wir eine nicht-bewertende Haltung einnehmen und Tatsachen als Tatsachen beschreiben sowie ein Gefühl als Gefühl.* Die Beschreibung der Jacke könnte z. B. so lauten: *Ich sehe eine Jacke, die schon mehrmals getragen wurde. Das sieht man dadurch, dass ... Die Jacke hat eine braun-rote Farbe. Das Modell habe ich nicht oft gesehen. Die Jacke ist figurnah geschnitten und sie würde eng an meinem Körper anliegen, wenn ich sie anziehen würde. Die Jacke ist aus Leder, sie hat mehrere Taschen und Reißverschlüsse. An der Seite hat die Jacke mehrere Knöpfe ...*
- Häufig löst diese Diskussion starke Gefühle aus, z. B. Angst (*Darf ich nie mehr bewerten? Wie soll ich das schaffen? Sie nehmen mir etwas weg, das für mich Normalität und Realität bedeutet!*) oder Ärger (*Das macht doch alles gar keinen Sinn! Man kann doch nicht einfach mit dem Bewerten aufhören!*). Machen Sie als Gruppenleiter deutlich, dass diese Gefühle nachvollziehbar sind. Bewertungen im Alltag sind Normalität und können nützlich und hilfreich sein. **In der Praxis der Achtsamkeit geht es jedoch darum, Abstand zu Bewertungen und dadurch Distanz zum eigenen Erleben zu bekommen und neue Erfahrungen zu ermöglichen.** Versuchen Sie jedoch nicht, die Teilnehmer zu überzeugen, indem sie endlose Argumente bringen. Die »besten« Argumente bekommen die Teilnehmer, indem sie Achtsamkeitsübungen durchführen und eigene Erfahrungen damit sammeln, wie entlastend eine annehmende Haltung sein kann.

Führen Sie die Übung der Sitzung in der Gruppe durch

- **GL-Einleitung:** *In unserem Alltag bewerten wir sehr häufig Dinge oder Gegebenheiten ohne es zu bemerken. In der folgenden Übung möchte ich Sie*

deshalb anleiten, achtsam zu sein für Bewertungen und eine annehmende und nicht-bewertende Haltung zu üben.
- *Bevor wir mit der Übung beginnen, möchte ich noch ein paar Dinge erklären: In der Übung werde ich Sie zunächst bitten, Ihre Aufmerksamkeit auf mein Gesicht zu richten. Ich bitte Sie, achtsam wahrzunehmen, was Sie in meinem Gesicht sehen und bemerken können. Ich werde Sie während der Übung anleiten, innerlich zu benennen, was Sie sehen. Seien Sie dabei besonders achtsam für mögliche Bewertungen! Sprechen Sie während der Übung bitte nicht.* (Anmerkung: Wenn es Ihnen als Gruppenleiter leichter fällt, können Sie die Teilnehmer auch bitten, Ihre Hand achtsam wahrzunehmen. Dafür müssen Sie die Übung unten entsprechend abändern. Wichtig ist, dass Sie selber das Objekt der Wahrnehmung sind und nicht die Teilnehmer untereinander. Das ist unserer Erfahrung nach zu schwierig für den Anfang).
- **GL-Haltung:** *Bitte nehmen Sie nun die achtsame Sitzhaltung ein. Rutschen Sie auf der Sitzfläche etwas nach vorne hin zur Stuhlkante und setzen Sie sich aufrecht hin. Achten Sie darauf, dass beide Füße Bodenkontakt haben. Wenn Sie mögen, stellen Sie sich vor, wie Ihr Kopf an einem kleinen Faden mit der Decke verbunden ist und von dort leicht getragen wird. Die Hände liegen im Schoß oder auf den Oberschenkeln. Achten Sie darauf, dass Sie zwar aufrecht, aber mit so wenig Anstrengung wie möglich sitzen... Dann beginnen wir jetzt mit der Übung. Die Übung dauert ungefähr fünf Minuten.*
- **GL-Orientierung:** (Gongschlag) *Zuerst machen wir uns nochmals klar, warum wir Achtsamkeit und eine annehmende Haltung üben. Eine annehmende Haltung hilft uns, neue Erfahrungen zu machen und Distanz zu Gedanken und Gefühlen zu bekommen. Dadurch erhalten wir mehr Kontrolle. Indem wir Bewertungen erkennen, können wir uns auch von ihnen distanzieren und wir lernen Tatsachen von subjektiven Eindrücken zu trennen.*
- **GL-Übung:** *Richten Sie Ihre Aufmerksamkeit nun auf mein Gesicht. Was nehmen Sie wahr? ... Versuchen Sie innerlich zu benennen, was Sie sehen. Seien Sie achtsam für Bewertungen ... Lassen Sie Ihren Blick über die einzelnen Teile meines Gesichts schweifen. Stellen Sie sich vor, Sie hätten mich noch nie zuvor gesehen. Vielleicht bin ich ein Wesen von einem anderen Stern. Halten Sie nun Ihren Blick auf meiner Stirn. Was nehmen Sie wahr? Versuchen Sie Ihre Wahrnehmung innerlich so in Worte zu fassen, dass auch jemand, der meine Stirn jetzt nicht sieht, sich eine Vorstellung von meiner Stirn machen kann ... Nun richten Sie Ihre Aufmerksamkeit auf meine Augen und die Augenbrauen. Was sehen Sie? ... Nun wandert Ihr Blick zu meiner Nase? Was nehmen Sie wahr? ... Lassen Sie Ihren Blick nun zu meinem Mund schweifen. Was nehmen Sie dort wahr? ... Nun lassen Sie Ihren Blick nochmals über das ganze Gesicht gleiten? Achten Sie auf alles, was Sie wahrnehmen ...* (Beenden Sie die Übung nach insgesamt fünf Minuten mit dem Gongschlag).

Holen Sie Formulierungsbeispiele ein

- **GL:** *Wahrscheinlich haben Sie bemerkt, wie schwer es ist, wertfrei in Worte zu fassen, was Sie sehen. Damit wir über Ihre Erfahrungen reden können, möchte ich jetzt darum bitten, dass jede und jeder von Ihnen nacheinander versucht, jeweils eine wertfreie Beschreibung aus der vorherigen Übung laut zu wiederholen. Frau X/Herr Y, fangen Sie bitte an ...*

Anmerkung:

- Sammeln Sie die Formulierungen und diskutieren Sie Unsicherheiten bei möglichen Bewertungen.
- Nicht bei allen Formulierungen kann Einigkeit erzeugt werden, was bewertend und was nicht-bewertend ist. Das ist nicht das Ziel. Wichtig ist, die Auseinandersetzung mit möglichen Bewertungen und die Schulung der Achtsamkeit dafür anzuregen.

Denken Sie beim Verteilen des Hausaufgabenblatts daran, das Bild mitzugeben.

Anmerkung zur Hausaufgabenbesprechung (in der folgenden Sitzung)

- Machen Sie eine kurze Runde, bei der jeder Teilnehmer eine seiner Bewertungen berichtet, die aufgetaucht ist, als er das Bild betrachtete. Diskutieren Sie Unsicherheiten bei möglichen Bewertungen (siehe auch Anmerkung oben).

Sitzung 2 – Achtung! Bewertung!

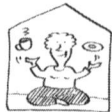

Kurzinfo:

- Bewertungen durchziehen unseren Sprachgebrauch und unser Erleben so selbstverständlich, dass wir sie normalerweise gar nicht wahrnehmen. Sie beeinflussen aber unsere Wahrnehmung und unser Verhalten.
- Negative Bewertungen führen normalerweise dazu, dass wir uns von einer Sache abwenden. Dadurch verhindern wir neue Erfahrungen. Negative Bewertungen lösen auch unangenehme Gefühle aus.
- Es geht jedoch nicht darum, negative Bewertungen in positive umzukehren. Fangen Sie stattdessen an, auf Bewertungen zu achten. Versuchen Sie zu beschreiben statt zu bewerten. Entscheiden Sie sich bewusst dafür, wie Sie mit den Bewertungen umgehen wollen. Unterscheiden Sie zwischen objektiven Tatsachen (d.h. das, was alle gleich wahrnehmen) und subjektivem Erleben/subjektiver Wahrnehmung. Unterscheiden Sie z.B. zwischen »Ich fühle mich nicht liebenswert« und »Ich bin nicht liebenswert«.
- Und: bewerten Sie nicht Ihr Bewerten!

Wichtig! Für diese Übung haben Sie ein Bild von Ihrer Gruppenleiterin/Ihrem Gruppenleiter bekommen!

Hausaufgabe

- Nehmen Sie sich drei Minuten Zeit, in denen Sie das Bild achtsam betrachten. Richten Sie Ihre ganze Aufmerksamkeit auf das Bild. Was nehmen Sie wahr? Beschreiben Sie innerlich, was Sie auf dem Bild sehen. Seien Sie achtsam für mögliche Bewertungen.
- Schreiben Sie Bewertungen auf, die Sie in Ihren Beschreibungen erkennen:

   1. ....

   2. ....

   3. ....

- Finden Sie alternative Beschreibungen zu ihren Bewertungen?

   1. ....

   2. ....

   3. ....

Sitzung 3 – Eine kleine Geschichte: Ein Fest für die Sinne

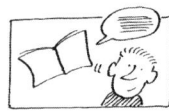

Ich möchte jetzt eine kurze Geschichte vorlesen. Ich bitte euch darum, achtsam zu zuhören. Nehmt bitte eine achtsame Haltung ein und konzentriert euch voll und ganz auf die Geschichte.

Die Schiebetür öffnete sich langsam und Petra trat aus der klimatisierten Halle des Flughafens heraus. Eine unglaubliche Hitze schlug ihr entgegen. Ganz plötzlich befand sie sich in einem Gewühl von Menschen. Der Geräuschpegel war ohrenbetäubend. Überall hupte und brummte es von den vielen Fahrzeugen auf der Straße. Die Menschen redeten und riefen ohne Unterlass. Petra erinnerte sich an die Worte ihrer Tante, die selbst mehrere Jahre in Indien gelebt hatte: »In Indien muss man das Unerwartete erwarten und man wird dazu gezwungen, das Land mit *allen* Sinnen zu erleben – entweder man liebt es oder man hasst es.« Petra konnte diesen Satz jetzt gut verstehen.

Als sie später in der Stadt ankam, stellte sie auch hier fest, dass sich das indische Leben offensichtlich auf der Straße abspielte. Die Straßen waren sehr belebt mit einem überwältigenden Gemisch aus Bussen, LKWs, Fahrrädern, Rikshas, Ochsenkarren und Fußgängern. Auch Kühe und Hunde liefen auf der Straße herum. Petra wurde mit einer Vielfalt von Farben konfrontiert. Was ihr aber auch und vor allem noch lange nach ihrer Rückkehr von der Reise in Erinnerung bleiben sollte, war eine Vielfalt an Gerüchen – und es waren nicht nur angenehme Gerüche für ihr Empfinden. Starke Gerüche gingen zum Beispiel von brennenden Müllhaufen und Toiletten aus, die manchmal nur aus Steinen gebaut waren. Manchmal konnte sie den Geruch von Schweiß, alten Essensresten, Erde oder Schlamm wahrnehmen, um sich eine Sekunde später plötzlich in einem »Paradies« aus Ingwergeruch zu befinden. Die Gerüche der verschiedensten Gewürze lernte sie lieben. Von überall her duftete es nach Curry, Zimt, Koriander, Paprika und so vielem anderen, das Petra gar nicht benennen konnte, sie aber mit jedem Atemzug voller Genuss in sich aufnahm. Aber unabhängig davon, ob sie die Gerüche als angenehm oder unangenehm empfand: Sie nahm alle Gerüche wahr, weil sie einfach dazu gehörten.

Bald gewöhnte sich Petra an, vor dem Essen zunächst einmal intensiv an den Speisen zu riechen – etwas, was ihr zu Hause nie eingefallen wäre. Die Gerüche waren sehr intensiv, aber mit der Zeit lernte sie, auch feinste Nuancen wahrzunehmen. Und so wurde das Essen in Indien zu einem Genuss für Petra, wie sie ihn bisher nicht kannte. Sie fragte sich: Hat das Essen bei mir zu Hause eigentlich auch so viele Geschmacks- und Geruchsnuancen zu bieten und ich habe es nie bemerkt?

Was meint ihr?

Sitzung 3 – Kommentare

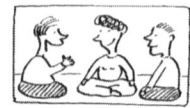

Thema der Sitzung: Achtsames Riechen

Struktur der Sitzung:

- Begrüßung und Gong (ca. 3 Minuten)
- Hausaufgabenbesprechung (ca. 15 Minuten)
- Basisübung (ca. drei Minuten) und Erfahrungsaustausch (ca. 5 Minuten)
- Geschichte und Diskussion (ca. 15 Minuten)
- Übung der Sitzung und Erfahrungsaustausch (ca. 15 Minuten)
- Neue Hausaufgabe verteilen, Beendigung der Sitzung und 3 x Gong (ca. 5 Minuten)

Benötigte Materialien: Nehmen Sie Gewürze oder Kräuter in die Gruppe mit. Legen Sie sie in eine Schale, die Sie in der Runde am Anfang der Übung herumreichen.

Anregungen für die Diskussion in der Gruppe nach der Geschichte

Besprechen Sie zuerst die Frage, die am Ende der Geschichte kommt.

- GL: *Warum nehmen wir Sinnesreize in einem fremden Land möglicherweise intensiver wahr als in unserer gewohnten Umgebung?*
- GL: *Was ist eine »reine« und unmittelbare Wahrnehmung? Was kann unsere Wahrnehmung beeinträchtigen oder beeinflussen?*

Anmerkung:

- Fremde Länder mit ihren für uns fremden Eindrücken lösen eine Orientierungsreaktion aus, d. h. unsere Aufmerksamkeit wird automatisch auf neuartige Reize gelenkt.
- Eine »reine« und unmittelbare Wahrnehmung ist frei von Vorannahmen, Bewertungen und Erwartungen. Sie ist nur dann möglich, wenn wir uns voll und ganz auf den Augenblick konzentrieren. Umgekehrt kann die Wahrnehmung z. B. durch Bewertungen, Urteile oder Erinnerungen, Gedanken und Gefühle beeinträchtigt oder beeinflusst werden.

Führen Sie die Übung der Sitzung in der Gruppe durch

- **GL-Einleitung:** *Ich gebe gleich zu Beginn der Übung eine Schale herum und möchte jede und jeden von Ihnen bitten, sich einen Teil Kräuter/Gewürz aus der Schale zu nehmen. Tun Sie das bereits mit der größtmöglichen Achtsamkeit. Stellen Sie sich vor, Sie kommen aus einem fremden Land und kennen diese Kräuter/Gewürze nicht, haben sie noch nie gesehen und gegessen. Die Aufgabe wird sein, den Geruch der Kräuter/des Gewürzes achtsam wahrzunehmen. Die Übung wird ungefähr drei Minuten dauern. Während der Übung werde ich Ihnen weitere Anleitungen geben.*
- **GL-Haltung:** *Dann möchte ich Sie jetzt bitten, eine achtsame Haltung einzunehmen. Rutschen Sie dafür auf der Sitzfläche nach vorne auf die Stuhlkante und gehen in eine aufrechte Sitzposition. Diese sollte für Sie so anstrengungslos wie möglich sein. Beide Füße haben Kontakt mit dem Boden. Das Kinn ist leicht geneigt. Ihre Hände liegen jetzt zu Beginn in Ihrem Schoß oder auf den Oberschenkeln. Ihr Blick ist locker nach vorne gerichtet ohne einen bestimmten Punkt zu fixieren. Wir beginnen jetzt mit der Übung.*
- **GL-Orientierung:** (Gongschlag) *Zu Beginn machen wir uns nochmals klar, was Achtsamkeit heißt. Achtsamkeit heißt, mit unserer Aufmerksamkeit ganz bei dem zu sein, was jetzt gerade ist. Wenn unsere Wahrnehmung nicht durch Bewertungen, Gedanken, Erinnerungen oder Gefühle beeinflusst wird, bekommen wir die Möglichkeit, Dinge neu zu erleben und neue Erfahrungen zu machen. Achtsamkeit hilft uns, unsere Wahrnehmung zu verbessern.*
- **GL-Übung:** *Nehmen Sie sich nun aus der Schale einen Teil der Kräuter/des Gewürzes* (Schale herumgeben). *Seien Sie achtsam für Ihre Wahrnehmungen und v. a. für den Geruch, den Sie wahrnehmen ... Wie riecht das, was Sie in der Hand haben? ... Wie verändert sich der Geruch, wenn Sie ihn aus unterschiedlichen Entfernungen wahrnehmen? ... Welche verschiedenen Nuancen nehmen Sie wahr? ... Nehmen Sie sich die Zeit, die Sie benötigen, um so gut wie möglich wahrnehmen zu können. Wenn Sie bemerken, dass Ihre Gedanken abschweifen oder Sie anfangen, sich selbst oder die Übung in Ihren Gedanken zu bewerten, lassen Sie die Gedanken vorbeiziehen und kehren mit Ihrer Aufmerksamkeit zur Übung zurück ...* (Beenden Sie die Übung nach insgesamt drei Minuten mit dem Gongschlag).

Holen Sie kurze Rückmeldungen zu der Übung ein

- **GL:** *Wie war diese Erfahrung für Sie? Wie hat sich dieser Moment von »nicht-achtsamen« Momenten, in denen Sie zum Beispiel in Kontakt zu Gewürzen oder Kräutern gekommen sind, unterschieden?*

Verteilen Sie das Arbeitsblatt für die Hausaufgabe und beenden Sie die Stunde

- **Anmerkung:** Das Arbeitsblatt enthält eine Zusatzaufgabe. Verweisen Sie darauf, dass diese Aufgabe freiwillig ist.

Sitzung 3 – Riech doch mal wieder!

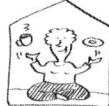

Kurzinfo:

Der Geruchssinn befähigt uns zur Wahrnehmung von Gerüchen, allerdings interagieren und beeinflussen sich Geruch und Geschmack gegenseitig. Im Normalfall empfinden wir die Fähigkeit, Gerüche wahrzunehmen, als selbstverständlich. Erst bei einer schweren Erkältung merken wir, wie wichtig der Geruchssinn für uns ist, um im Alltag funktionieren zu können und um uns lebendig zu fühlen.

Hausaufgabe

- Probieren Sie eine Übung aus, bei der Sie sich auf Gerüche konzentrieren. Schauen Sie nach, ob Sie z. B. ein Parfum zu Hause haben, das Sie für diese Übung verwenden können (ggf. können Sie auch ein Deo-Spray nehmen). Holen Sie sich auch ein Stück Papier oder ein Papiertaschentuch.
- **Aufgabe 1a:**
  Sprühen Sie etwas Parfum auf das Stück Papier oder das Papiertaschentuch. Nehmen Sie sich fünf Minuten Zeit, schließen Sie die Augen und nehmen Sie das Papier/das Papiertaschentuch in die Hand. Riechen Sie nun daran und versuchen Sie sich voll und ganz auf Ihre Geruchswahrnehmung zu konzentrieren. Nehmen Sie den Geruch tief auf. Seien Sie achtsam für aufkommende Bewertungen. Nehmen Sie diese kurz wahr (sagen Sie innerlich »Bewertung«) und kehren mit Ihrer Aufmerksamkeit zurück zur Wahrnehmung des Geruchs. Seien Sie auch achtsam für andere Ablenkungen, z. B. Gedanken an etwas anderes. Nehmen Sie auch diese kurz wahr (z. B. »Gedanke an vorhin«) und kehren mit Ihrer Aufmerksamkeit wieder zurück zur Wahrnehmung des Geruchs. Ablenkungen und Bewertungen sind natürliche Gewohnheitsmuster. Wenn Sie diese bemerken, üben Sie sich in einer annehmenden Haltung. Konzentrieren Sie sich wieder auf das Parfum und die verschiedenen Duftelemente.

Kurzinfo – Duft eines Parfüms:

- Die **Kopfnote** ist der erste Eindruck, wenn wir in Kontakt mit dem Parfum kommen.
- Die **Herznote** ist die 2. Phase eines Duftes und bildet den eigentlichen Duftcharakter. Sie braucht ca. 1 Std., um sich zu entfalten und ist ca. 10 Std. wahrnehmbar.
- Die **Basisnote** bildet die letzte Phase eines Dufteindrucks. Sie enthält vor allem lang anhaltende und schwere Duftnuancen eines Parfums.

- **Nach Aufgabe 1a:** Was haben Sie wahrgenommen? Finden Sie Worte dafür!

  ....

  ....

- **Aufgabe 1b:**
  Nach 1–2 Stunden nehmen Sie das Papier oder Tuch nochmals und nehmen sich fünf Minuten Zeit, den Geruch achtsam wahrzunehmen. Dieses Mal haben Sie die Möglichkeit, die Herznote des Parfums zu erleben (siehe Kurzinfo oben).
- **Nach Aufgabe 1b:** Unterscheidet sich die Kopfnote von der Herznote? Wenn ja, wie?

  ....

  ....

Zusatzaufgabe:
Wenn Sie möchten, versuchen Sie täglich jeweils ein paar Minuten lang darauf zu achten, was Ihr Geruchssinn natürlicherweise registriert. Schließen Sie, wenn Sie wollen, die Augen und konzentrieren Sie sich auf ihre Geruchsempfindung des jeweiligen Moments. Sie können z. B. die Gerüche am Frühstückstisch wahrnehmen, den Duft vom Kaffee, von der Marmelade oder vom frischen Brot, oder Sie achten auf die Gerüche Ihrer Kosmetikartikel morgens im Bad.

Sitzung 4 – Eine kleine Geschichte: Tango

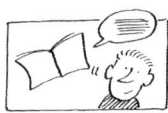

Ich möchte jetzt eine kurze Geschichte vorlesen und bitte euch darum, achtsam zu zuhören. Nehmt bitte eine achtsame Haltung ein und konzentriert euch voll und ganz auf die Geschichte.

Patrick war auf dem Weg zur Tanzschule. Zur Tanzschule! Wer hätte *das* gedacht? Aber seit er Manuela vor 9 Monaten kennen gelernt hatte, war sowieso alles anders. Er hatte sich sofort in ihre leichte und lockere Art verliebt. Vor ein paar Monaten war es ihr dann auch beinahe mühelos gelungen, ihn dazu zu überreden, sich in dieser Tanzschule anzumelden. Er hatte noch nie einen Tanzkurs gemacht und nun – er konnte es mitunter immer noch kaum glauben – hatte er gleich mit Tango angefangen. Obwohl er anfangs noch skeptisch war, musste er jetzt zugeben, dass er sich mittlerweile auf jeden Kursabend freute. Und er fand, er stellte sich gar nicht schlecht an. Auch Manuela lobte ihn. Die Grundschritte beherrschte er wirklich schon ganz gut. Der Kurs machte ihm einfach Spaß. Natürlich machte es auch Spaß, weil er mit Manuela zusammen sein konnte. Sie tanzte schon seit längerem Tango und war viel erfahrener als er, aber sie wollte unbedingt mit ihm zusammen den Kurs machen. Und das machte ihn unheimlich glücklich. Wenn sie wieder einmal gegeneinander stießen oder er ihr auf den Fuß trat, schauten sie sich vertraut an und lachten.

Nach dem Kurs blieben die beiden noch zum offenen Tanzabend. Hier gab es die Möglichkeit, das Gelernte zu üben und zu tanzen, tanzen, tanzen. Gerade begann sein Lieblingslied. Er lief mit Manuela auf die Tanzfläche. Er gab sich große Mühe und konzentrierte sich auf jeden Schritt, so wie er es gelernt hatte. Tatsächlich machte er keinen Fehler. Jeder Schritt saß perfekt. Er war stolz – in kurzer Zeit hatte er wirklich viel gelernt. Aber jetzt brauchte er eine Pause. Er musste sich doch noch sehr konzentrieren, um fehlerfrei zu tanzen. Das strengte an. Gerne stimmte er zu, dass Manuela den nächsten Tanz mit jemand anderem tanzte. Er schaute den beiden voller Bewunderung zu. Nicht nur die Schrittfolgen klappten perfekt, die Bewegungen sahen auch so weich und fließend aus. Er wusste nicht, ob er das jemals schaffen würde.

Als er Manuela später darauf ansprach, sagte sie nur: »Mach Dir keine Sorgen. Du bist wirklich begabt. Wenn Du mehr Übung hast, kommt das von ganz allein. Dann wirst Du »eins« mit der Bewegung.« Er schaute sie nur ungläubig an. Wie kann man denn »eins« mit der Bewegung werden?

Habt ihr so etwas schon einmal erlebt?

Sitzung 4 – Kommentare

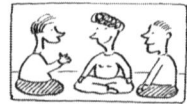

Thema der Sitzung: Achtsamkeit für jeden Aspekt des Augenblicks

Struktur der Sitzung:

- Begrüßung und Gong (ca. 3 Minuten)
- Hausaufgabenbesprechung (ca. 10 Minuten)
- Basisübung (ca. drei Minuten) und Erfahrungsaustausch (ca. 5 Minuten)
- Geschichte und Diskussion (ca. 15 Minuten)
- Übung der Sitzung und Erfahrungsaustausch (ca. 20 Minuten)
- Neue Hausaufgabe verteilen, Beendigung der Sitzung und 3 x Gong (ca. 5 Minuten)

Anregungen für die Diskussion in der Gruppe nach der Geschichte

Besprechen Sie zuerst die Frage, die am Ende der Geschichte kommt.

- GL: » *Eins« zu werden mit der Erfahrung des Augenblicks ist ein besonderer Aspekt von Achtsamkeit. Wo ist der Unterschied zu Achtsamkeitsübungen, bei denen wir unsere Aufmerksamkeit auf ein Objekt (z. B. den Geruch von Kräutern in unserer Hand) richten?*

Anmerkung:

- Die Fokussierung der Aufmerksamkeit auf ein Objekt (z. B. Gegenstände oder Körperwahrnehmungen) ist ein wichtiger Bestandteil der Übung von Achtsamkeit. Indem wir lernen, unsere Aufmerksamkeit zu fokussieren, lernen wir auch gleichzeitig, loszulassen. Denn normalerweise sind wir ständig abgelenkt von dem, was wir gerade tun (siehe auch Sitzung 1 zum Autopiloten-Modus). Durch die Aufmerksamkeitslenkung auf ein Objekt lernen wir also loszulassen von dem, was unsere Aufmerksamkeit normalerweise ablenkt.
- Je geübter wir darin werden, desto mehr wird es uns möglich, abzulassen von der Betrachtung einer einzigen Sache und dennoch achtsam zu bleiben. *Wir öffnen uns für jeden Aspekt des gegenwärtigen Augenblicks und erleben keine Trennung mehr zwischen uns und der Situation.* Dabei sind wir wach und konzentriert.
- Sportliche Aktivitäten sind ein gutes Beispiel für diese Form der Achtsamkeit und werden von einigen Teilnehmern immer wieder auch als Antwort auf die Eingangsfrage genannt. Wenn wir eine neue Fertigkeit lernen, wie z. B. tanzen, trainieren wir zunächst die einzelnen Schritte. Später trainieren wir

auch unsere Wahrnehmung und unser Gefühl für die Bewegung. Je geübter wir sind, desto mehr können wir loslassen von der Betrachtung der einzelnen Bewegungsabläufe und wir können »eins« werden mit der Bewegung und der Situation. Wenn wir das erreichen, erleben wir einen besonderen Moment der Achtsamkeit.

Führen Sie die Übung der Sitzung in der Gruppe durch

- **GL-Einleitung:** *Nach dem Gongschlag machen wir eine Übung zum achtsamen Gehen. Ich werde Ihnen während der Übung Anweisungen zur Durchführung geben. Die Übung dauert ungefähr 6–7 Minuten.* (Falls Sie Teilnehmer in der Gruppe haben, die zu Dissoziation neigen oder Flashbacks haben, ergänzen Sie wie folgt: *Während der Übung werden Sie mehrfach dazu eingeladen, Ihre Augen zu schließen. Wenn Sie jedoch aus Erfahrung wissen, dass Sie dissoziieren oder Flashbacks haben, wenn Sie die Augen schließen, lassen Sie diese bitte während der gesamten Übung geöffnet. Das Schließen der Augen während der Übung ist nicht zwingend erforderlich.*)
- **GL-Haltung:** *Zu Beginn nehmen Sie bitte zunächst eine achtsame Haltung ein. Setzen Sie sich aufrecht hin, beide Füße berühren den Boden und der Blick ist locker vor Sie in den Raum gerichtet, ohne etwas zu fixieren.*
- **GL-Orientierung:** (Gongschlag) *Wir gehen auch in die innere achtsame Haltung und öffnen uns für jeden Aspekt des Augenblicks. Wenn wir es schaffen, mit unserer Aufmerksamkeit immer wieder im Augenblick zu verweilen, treten Sorgen und Ängste in den Hintergrund und ganz neue Erfahrungen werden möglich – am Anfang vielleicht nur für einen kurzen Moment und mit regelmäßiger Übung immer häufiger.*
- **GL-Übung:** *Nun möchte ich Sie bitten, langsam aufzustehen und den Kontakt der Füße zum Boden zu erspüren. Wenn Sie mögen, schließen Sie die Augen ... Wippen Sie auf den Füßen leicht vor und zurück und versuchen Sie, Ihre »Mitte« und Ihr Gleichgewicht zu finden ... Wenn Sie Ihre »Mitte« gefunden haben, bleiben Sie ruhig stehen und konzentrieren sich wieder auf den Kontakt der Füße zum Boden...*
- *Wenn Sie bereit sind, lade ich Sie nun ein, langsam und in Ihrem Tempo vorwärts durch den Raum zu gehen. Falls Sie die Augen geschlossen haben, dürfen Sie diese wieder öffnen. Seien Sie beim Gehen achtsam und offen für die Situation als Ganzes. Werden Sie »eins« mit Ihrer Bewegung und der Situation. Seien Sie gleichermaßen aufmerksam für die Bewegung und die Umgebung ... Wenn Sie störende Gedanken oder Gefühle wahrnehmen oder anderweitig abgelenkt sind, nehmen Sie die Ablenkung wahr und kehren mit Ihrer Aufmerksamkeit zurück in den Raum und zur Achtsamkeit für das Gehen im Raum ...* (Keine Anleitungen mehr für ca. eine Minute)
- *Finden Sie Ihr eigenes Gehtempo, so dass Sie achtsam sein können und in einen Bewegungsfluss kommen ... Wenn Sie mögen, schließen Sie für einen Moment die Augen und nehmen wahr, was sich verändert ...* (Keine Anleitungen mehr für ca. eine Minute)

- *Wenn ich nun den Gong schlage, bitte ich Sie, stehen zu bleiben und sich nochmals auf Ihre »Mitte« zu konzentrieren. (Gong schlagen) ... Wenn Sie bereit sind, kommen Sie mit Ihrer Aufmerksamkeit zurück in den Raum und zur Gruppe.*

Holen Sie kurze Rückmeldungen zu der Übung ein

- **GL:** *Wie war diese Erfahrung für Sie?*
- **GL:** *Hat sich etwas verändert, nachdem Sie die Augen geschlossen haben?*
- **GL:** *Haben Sie Ihre »Mitte« finden können? Woran haben Sie gemerkt, dass Sie Ihre »Mitte« gefunden haben? Wie fühlt sich das an?*

Anmerkung:

- Diese Übung kann genauso gut im Rückwärtsgehen durchgeführt werden. Der Rückwärtsgang kann Anfängern helfen, sich besser zu konzentrieren. Manchmal führt er jedoch auch dazu, dass die Teilnehmer noch verkrampfter werden, weil es sich um sehr ungewohnte Bewegungen handelt. Das Gehen ins »Ungewisse« (nach hinten) kann auch bei einzelnen Personen Angst auslösen. Sie können auch beide Varianten abwechseln.
- Wenn wir die Achtsamkeit auf unsere Bewegungen lenken, erhöhen wir die Selbstaufmerksamkeit. Das kann dazu führen, dass auch sonst flüssige Bewegungsabläufe zunächst ins Stocken geraten. Das ist ein ganz normaler Prozess. Wenn wir mit der Übung fortfahren und Achtsamkeit nicht nur für das Gehen, sondern auch für den Raum um uns herum entwickeln, werden die Bewegungen wieder flüssiger. Für ohnehin schon ungewohnte Bewegungen (wie z. B. Rückwärtsgehen) dauert es erwartungsgemäß etwas länger.

Sitzung 4 – Kennen Sie das »Wassergefühl«?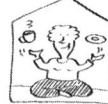

Wenn wir geübt darin sind, können wir während sportlicher und künstlerischer Aktivitäten in einen besonderen Zustand von Achtsamkeit kommen.

- In der Geschichte der Sitzung ging es um das Tanzen: Wenn wir die einzelnen Schritte gut kennen und beherrschen, können wir uns mit unserer Aufmerksamkeit öffnen für die ganze Situation – für die Bewegungen, die Musik, die Bewegungen meines Tanzpartners und die Umgebung. Je geübter wir sind, desto mehr können wir loslassen von der Betrachtung der einzelnen Bewegungsabläufe und wir können »eins« werden mit der Bewegung und der Situation. Wir erleben keine Trennung mehr zwischen uns und der Situation. Wir bewerten nicht, sondern nehmen die Geschehnisse so an, wie sie kommen. Wenn es notwendig ist, verlassen wir uns auf die gewohnte Routine, bleiben aber offen für unerwartete Veränderungen und machen das, was möglich ist. Aus einzelnen Bewegungen und komplexen Bewegungsabläufen, aus Technik und Gefühl, aus Wahrnehmungsfokus und Hintergrund bildet sich eine Ganzheit. Der Tanz ist mehr als nur die Summe der Bewegungen.
- *Franziska van Almsick, die international erfolgreiche Schwimmerin, sagte: »Wassergefühl ist das Wichtigste, was ein Schwimmer braucht, ohne das läuft nichts. Man muss das Wasser fühlen und sich wegdrücken können, man muss mit ihm arbeiten, wie der Fußballer mit seinem Ball...«*[7]
- *»Ihre besondere Beziehung zum Wasser hat Franziska van Almsick als Schwimmerin vor allen anderen ausgezeichnet. Sie war keine Wellen dreschende Kämpferin, sondern eine dahingleitende Verbündete des Elements...«*[8]

Hausaufgabe

- Entscheiden Sie sich für eine sportliche oder künstlerische Aktivität oder auch eine andere Form der Aktivität, die Sie in den nächsten 7 Tagen einmal achtsam üben wollen. Es könnte etwas sein, was Sie schon kennen, oder Sie entscheiden sich für eine ganz neue Aktivität, für die Sie dann jedoch keine besonderen Fertigkeiten benötigen sollten. Vielleicht wollen Sie das »Wassergefühl« suchen, worüber Franziska van Almsick gesprochen hat. Wenn ja, dann gehen Sie schwimmen. Es ist nicht wichtig, für welche Aktivität Sie

---

7 Aus einem Interview mit Stefan Peters: www.franzi.de/sport/interview_training.html (online nicht mehr abrufbar, Stand: Juli 2018)
8 Aus einem Artikel von John von Düffel, www.wams.de/data72004/10/03/341108.¬html (online nicht mehr abrufbar, Stand: Juli 2018)

sich entscheiden. Jede Aktivität ist geeignet, eine besondere Form von Achtsamkeit zu erleben.

Meine Aktivität: ....

- **Legen Sie fest, wie lange Sie die achtsame Haltung trainieren wollen.** Haben Sie gerade mit der Übung von Achtsamkeit begonnen, kann eine Dauer von fünf Minuten sinnvoll sein. Haben Sie schon viel Erfahrung mit Achtsamkeit gesammelt, könnte auch eine Dauer von z. B. 15 Minuten ausprobiert werden. Verbringen Sie den ganzen Nachmittag mit einer bestimmten Aktivität, können Sie natürlich mehrere 5-minütige Übungsphasen einplanen.
- **Führen Sie diese Aktivität achtsam aus:** Gehen Sie mit Ihrer Aufmerksamkeit in die gegenwärtige Situation und konzentrieren Sie sich auf die Situation als Ganzes. Versuchen Sie, ein Gleichgewicht aus Technik und Gefühl, aus Wahrnehmungsfokus und Hintergrund zu finden, so dass sich eine Ganzheit bildet. Seien Sie »eins« mit Ihren Bewegungen. Halten Sie nicht an Gefühlen fest. Wenn Sie Ablenkungen bemerken, kehren Sie mit Ihrer Aufmerksamkeit zur Aktivität zurück.
- **Welche Erfahrung haben Sie gemacht? Beschreiben Sie:**

....

....

Sitzung 5 – Eine kleine Geschichte: Der Traum, fertig zu werden

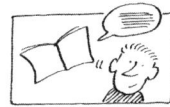

Ich möchte jetzt eine kurze Geschichte vorlesen. Ich bitte euch darum, achtsam zu zuhören. Nehmt bitte eine achtsame Haltung ein und konzentriert euch voll und ganz auf die Geschichte.

Das dunkelrote Haus lag auf einem Hügel in der Stadt. Mit seinen zwei bemalten Erkern, einem kleinen Turm aus Holz und einem Balkon aus Naturstein zeigte es einen Charme, der bei neu gebauten Häusern nur selten zu sehen war. In dem Haus wohnte eine Journalistin, die eine begeisterte Hobby-Gärtnerin war und sich stundenlang um ihre englischen Rosen und um eine Reihe außergewöhnlicher Büsche kümmerte. Von April bis November verbrachte sie den ganzen Tag, oft bis spät abends, im Garten. Immer wieder blieben die Menschen auf der Straße stehen und blickten zum Haus hoch. Der Blick war atemberaubend. Jedes Jahr im Frühling pflanzte die Journalistin neue Blumen, schnitt die Hecken und jätete Unkraut. Wenn sie mit dem ganzen Garten fertig war, stand sie für einen Moment oben am Haus und blickte zufrieden herunter. Danach verbrachte sie 2–3 Tage im Büro, um dann im Eingangsbereich ihres Grundstücks mit der Gartenpflege wieder von vorne zu beginnen. Weil der Garten über 2 000 Quadratmeter umfasste, gab es immer etwas zu tun. Nur beim Rasenmähen holte sie sich Hilfe. Aber auch da hielt sie sich immer in der Nähe auf, um die Arbeit zu überwachen. Sie hatte sehr genaue Vorstellungen von dem, wie sie es haben wollte. Nur selten nahm sie sich die Zeit, im Gartenpavillon eine Tasse Kaffee zu trinken und die Schönheit zu genießen.

Als die Zeitung, bei der die Journalistin beschäftigt war, plötzlich Konkurs anmeldete, veränderte sich die Situation drastisch: Der neue Arbeitgeber der Journalistin verlangte sehr viel Flexibilität und häufig arbeitete sie 10 Stunden am Tag und mehr. Plötzlich war für die einfachsten Aufgaben im Garten kaum noch Zeit. Auch wenn sie frei hatte, war sie meistens zu müde und erschöpft, um überhaupt an Gartenarbeit zu denken. Schließlich fing die Journalistin an, sich über ihre englischen Rosen zu ärgern, weil sie so viel Pflege brauchten. Die Größe ihres Gartens löste nicht mehr ein Gefühl von Freiheit und Stolz aus, stattdessen fühlte sie sich überfordert und einsam. Sie wusste nicht, wie sie es je schaffen sollte, alle Aufgaben zu erledigen. Die Arbeit im Garten wurde zunehmend zur Verpflichtung. In der Eile fing sie an, Dinge zu übersehen. Am Ende ärgerte sie sich über sich selbst und über den Garten, weil er nicht so »perfekt« war, wie sie ihn eigentlich haben wollte. Einen einzigen Gedanken wurde sie einfach nicht los: »*Ich will endlich fertig werden!*«

Was würdet ihr der Journalistin raten?

Sitzung 5 – Kommentare

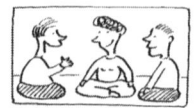

Thema der Sitzung: Mit Achtsamkeit Stress und Perfektionismus entgegenwirken

Struktur der Sitzung:

- Begrüßung und Gong (ca. 3 Minuten)
- Hausaufgabenbesprechung (ca. 15 Minuten)
- Basisübung (ca. drei Minuten) und Erfahrungsaustausch (ca. 5 Minuten)
- Geschichte und Diskussion (ca. 15 Minuten)
- Übung der Sitzung und Erfahrungsaustausch (ca. 15 Minuten)
- Neue Hausaufgabe verteilen, Beendigung der Sitzung und 3 x Gong (ca. 5 Minuten)

Anregungen für die Diskussion in der Gruppe nach der Geschichte

Besprechen Sie zuerst die Frage, die am Ende der Geschichte kommt.

- GL: *Was heißt eigentlich »fertig« zu sein oder etwas »perfekt« zu machen? Wie könnte Achtsamkeit helfen, um besser mit Stress und hohen Ansprüchen umzugehen?*

Anmerkung:

- In der Achtsamkeit im Alltag achten wir darauf, das zu tun, was in der jeweiligen Situation erforderlich und möglich ist. Die Journalistin ist achtsam, wenn sie anerkennt, dass sich die Bedingungen in ihrem Berufsleben geändert haben und dass sie die Arbeit im Garten nicht wie gewohnt leisten kann. Sie kann sich nun entweder mehr als zuvor bei der Arbeit Unterstützung holen oder sie kann ihre Ansprüche überprüfen:
- Muss wirklich alles Unkraut weg? Was wird überhaupt als Unkraut bezeichnet? Kann man lernen, Unkraut zu mögen? Könnte sie nicht auch einfach weniger Blumen pflanzen?
- In jedem Fall würde sie von folgender Einstellung profitieren: »*Was getan wurde, ist fertig.*« (Brahm 2009, S. 26)
- Manche Menschen neigen dazu, sehr hohe Ansprüche an sich selbst zu haben. Sie leben in der Vorstellung, andere (oder »gesunde«) Menschen hätten ihr Leben stets besser organisiert als sie selbst. Häufig kreisen sie in Gedanken von »Ich müsste..., ich sollte...«. So verpassen sie das zu tun, was im Moment möglich ist.

- Das Gefühl, nie fertig zu sein, hat jedoch fast jeder einmal erlebt. Die Kunst besteht dann darin, den Blick auf das zu richten, was getan wurde und was jetzt ist und nicht auf das, was noch alles zu tun ist.
- Es ist eine Kunst, damit zufrieden zu sein, was ist: *»Wenn ich die Rosen schneide, dann schneide ich die Rosen (und denke nicht darüber nach, was ich sonst noch alles zu tun habe).«* Es klappt nicht immer gleich, aber wir können es üben!

Führen Sie die Übung der Sitzung in der Gruppe durch

- **GL-Einleitung:** *Häufig verbringen wir den Tag damit, Dinge zu erledigen. Pausen werden dafür benutzt, schon wieder an das nächste zu denken. Vor der folgenden Achtsamkeitsübung erinnern wir uns nun nochmals, dass es momentan nichts zu tun gibt außer achtsam den Moment wahrzunehmen. Die heutige Übung besteht darin, die Achtsamkeit auf die eigene Sitzhaltung und die Wahrnehmung des Körpers zu richten. Wir haben eine ähnliche Übung bereits in einer früheren Sitzung gemacht, an der Sie vielleicht teilgenommen haben. Heute versuchen wir zu üben, damit zufrieden zu sein, »nur« zu sitzen. Ich werde Sie durch die Übung leiten. Die Übung dauert ungefähr sechs Minuten.*
- **GL-Haltung:** *Nehmen Sie eine bequeme Sitzposition ein.*
- **GL-Orientierung:** *(Gongschlag) Zunächst denken wir noch einmal kurz daran, warum wir Achtsamkeit üben. Indem Achtsamkeit uns zu einer distanzierteren und ausgeglicheneren Sichtweise verhilft, befähigt sie uns gleichzeitig zu mehr Gelassenheit. Wir üben anzunehmen was ist – entgegen der Tendenz, immer mehr zu wollen von dem, was wir haben oder das zu wollen, was wir gerade nicht haben. Das vermindert Stress und Unzufriedenheit.*
- **GL-Übung:** *Ich lade Sie nun ein, für einige Atemzüge Ihrem Atem zu folgen, wie er kommt und geht ... Machen Sie sich bewusst, dass dies Ihre Zeit ist ... Für diesen Augenblick gibt es nichts zu tun oder zu leisten ... Erlauben Sie sich, hier zu sein, hier zu sitzen ... Gehen Sie nun mit Ihrer Aufmerksamkeit zu Ihren Füßen. Was spüren Sie? Wo spüren Sie Berührung mit dem Boden? ... Wie ist die Haltung Ihrer Beine? ... Spüren Sie Berührungspunkte der Beine miteinander? ... Gehen Sie mit Ihrer Aufmerksamkeit die Beine hinauf bis zu Ihrer Hüfte und Ihrem Gesäß. Was nehmen Sie wahr? ... Wo spüren Sie die Berührung mit dem Sessel oder Stuhl? ... Lassen Sie Ihre Aufmerksamkeit jetzt weiter den Rücken hinauf wandern. Was nehmen Sie wahr? ... Was spüren Sie in Ihren Schultern? ... Nun gehen Sie mit Ihrer Aufmerksamkeit zu Ihren Armen. Was nehmen Sie wahr? Wie ist die Haltung Ihrer Arme? ... (etwas längere Pause) Zum Schluss nehmen Sie wahr, wie Sie vom Sessel oder Stuhl getragen werden. Es gibt noch immer nichts zu tun, außer hier zu sein. Wenn Sie einen Impuls verspüren, die Sitzhaltung zu verändern, geben Sie dem Impuls ruhig nach und spüren Sie die Veränderung ... Nehmen Sie sich die Zeit, mit Ihrer Aufmerksamkeit noch weiter beim Sitzen und der Wahrnehmung Ihres Körpers zu verweilen, so gut es*

geht. Dies ist Ihre Zeit ... Seien Sie achtsam für Gedanken, die Sie in die Vergangenheit oder Zukunft tragen – z. B. Wann ist die Übung vorbei? Wenn die Stunde vorbei ist, dann ... – und lassen Sie sie vorbeiziehen ... Achten Sie auch auf aufkommende Bewertungen und lassen auch diese ziehen ... (keine weitere Anleitung für ca. eine Minute; beenden Sie die Übung mit dem Gongschlag).

Holen Sie kurze Rückmeldungen zu der Übung ein

- **GL:** *Was ist Ihnen während der Übung aufgefallen?*
- **Anmerkung:** Einigen Teilnehmern fällt es erfahrungsgemäß schwer, »nichts« zu tun. Sie bevorzugen »aktivere« Übungen, die mehr Abwechslung bieten. In der Achtsamkeit geht es jedoch darum zu lernen, den Moment anzunehmen, wie er ist. Durch Achtsamkeit lernen wir, das ewige innere »Geplapper« (Gedanken an Vergangenheit, Zukunft, Bewertungen) leiser werden zu lassen. Dies braucht viel Geduld und Übung. Trauen Sie sich, auch Übungen wie diese anzubieten und regen Sie die Teilnehmer an, nach eigenen Übungen zum Verweilen im Augenblick zu suchen, die ihnen möglich sind.

Verteilen Sie das Arbeitsblatt für die Hausaufgabe und beenden Sie die Stunde

- **Anmerkung:** Bei stark verfestigten dysfunktionalen Annahmen als Grundlage überhöhter Leistungsansprüche kann die Hausaufgabe dieses Muster bewusst machen. Allein das ist schon achtsam. Eine anhaltende Veränderung dieses Musters braucht selbstverständlich Zeit und kontinuierliche Übung und kann durch Achtsamkeit wesentlich unterstützt werden.

Sitzung 5 – Verbessern Sie Ihren Umgang mit Stress und Perfektionismus!

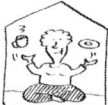

Kurzinfo:

Es gibt viele »sichere« Methoden, mit denen wir den Alltagsstress problemlos erhöhen können:

1. Wir formulieren überhöhte Erwartungen und legen Ziele fest, die nicht erreichbar sind.
2. Auch wenn wir sehr viel erledigt haben, wird unsere Aufmerksamkeit auf das gelenkt, was wir nicht geschafft haben.
3. Wir konzentrieren uns krampfhaft auf das Endziel und würdigen dabei nicht, was wir auf dem Weg dahin leisten.
4. Wir lassen uns von der Vielfalt der Aufgaben so ablenken, dass wir den roten Faden verlieren und das Ziel nicht mehr erkennen.

Eine achtsame Haltung hilft uns, uns auf das zu konzentrieren, was möglich ist. Wir erkennen, wo wir im Moment stehen und was der erste Schritt in Richtung Veränderung sein kann. Wir finden den Weg, ohne abgelenkt zu werden – ein Schritt nach dem anderen.

Hausaufgabe

- **Schritt 1:** Setzen Sie sich hin und schauen Sie sich Ihre Wohnung oder Ihr Zimmer fünf Minuten lang an: Nehmen Sie wahr, wie es im Moment ist. Beschreiben Sie innerlich und ohne zu bewerten, was Sie sehen.
- **Schritt 2:** Überlegen Sie jetzt, was Sie in Ihrer Wohnung/Ihrem Zimmer verändern möchten: Haben Sie vielleicht lange daran gedacht, eine bestimmte Schublade auszumisten oder wollen Sie die Schuhe putzen? Vielleicht haben Sie den Wunsch, Zeitungen, die herumliegen, durchzugehen und ggf. auszusortieren? Oder haben Sie einfach das Gefühl, etwas Neues basteln oder neu gestalten zu wollen, um etwas »Frische« hereinzubringen? Beschränken Sie sich auf eine eher kleine Aufgabe. Versuchen Sie anzunehmen, was Ihnen die Situation bietet. Tun Sie nur das, was möglich ist – nicht das, was Sie am liebsten tun würden. Die Aufgabe sollte nicht mehr als 30 Minuten beanspruchen.

Ich entscheide mich für diese Tätigkeit: ....

- **Schritt 3:** Versuchen Sie nun, diese Aufgabe achtsam zu erledigen. Achten Sie darauf, wie Sie sich bewegen, was Sie wahrnehmen und was Sie unter-

nehmen. Versuchen Sie, voll und ganz bei dieser einen Sache zu sein. Erledigen Sie nur das, was Sie sich vorgenommen haben.
- **Schritt 4:** Setzen Sie sich jetzt erneut hin und betrachten Sie, was sich verändert hat. Versuchen Sie dabei eine achtsame Haltung einzunehmen, auch wenn Gedanken wie »*Es ist nicht genug, ich bin nicht fertig ... ich müsste weiter machen...*« kommen und Sie nervös machen.
- Nehmen Sie sich etwas Zeit und lesen Sie die folgenden Sätze *leise für sich selbst*:

> Es ist normal, dass es immer Dinge gibt, die noch getan werden könnten. Deshalb konzentriere ich mich jetzt bewusst auf das, was bereits getan wurde. Ich sehe, dass sich ....
> (ergänzen Sie) verändert hat und in diesem Moment muss ich nichts mehr erreichen. Es ist so, wie es ist. Was ich getan habe, ist tatsächlich fertig!

- **Anschließend lesen Sie die Sätze einmal *laut* vor.** Auch wenn sich das »komisch« oder vielleicht »fremd« anfühlt (normalerweise sagen Sie sich so etwas vielleicht nicht). **Wiederholen Sie diese Sätze dreimal!** Lassen Sie sich nicht ablenken. Zeigen Sie Mut, indem Sie etwas Neues ausprobieren!

Sitzung 6 – Eine kleine Geschichte: Die Qual der Wahl

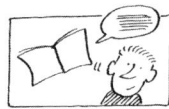

Ich möchte jetzt eine kurze Geschichte vorlesen. Ich bitte euch darum, achtsam zuzuhören. Nehmt eine achtsame Haltung ein und konzentriert euch voll und ganz auf die Geschichte.

Es war ein warmer, sonniger Tag und Annika saß auf einer Bank im Stadtgarten, während Sofie – die Tochter ihrer Freundin – auf einem Klettergerüst herumkletterte. Annika hing gerade ihren Gedanken nach, als Sofie angelaufen kam.

»Annika, ich will unbedingt ein Eis! Du sagst doch ja, oder?« fragte Sofie. Das vierjährige Mädchen schaute Annika intensiv an und ihre Körperhaltung zeigte, dass sie sehr überzeugt war, zu bekommen, was sie wollte. Natürlich gab Annika nach. Sofie wusste genau, was sie sagen musste, um Annika auf ihrer Seite zu haben. Sie suchten alle Spielzeuge zusammen und packten sie in die Stofftüte, bevor sie zu der Eisdiele am Fluss gingen, die der Werbung nach mehr als 50 Eissorten anbot.

Die Entscheidung fiel Sofie nicht leicht: »Kann ich drei Kugeln haben? Es sieht alles so lecker aus!« fragte sie Annika. Annika zögerte: »Das ist doch viel zu viel. Das schaffst du doch gar nicht.« »Doch, ich will!« Sofie stampfte mit dem Fuß auf den Boden.

Kurze Zeit später standen beide mit einer Eistüte in der Hand vor der Eisdiele. Sofie hatte Erdbeere, Schokolade und Banane gewählt und sah sehr zufrieden aus. Annika hatte sich für Vanille entschieden, obwohl sie normalerweise immer Schokolade isst. Aber heute trug sie ein weißes T-Shirt, das sehr teuer war und aus Erfahrung wusste sie, dass Schokoladeneis sehr schwer auswaschbar ist.

Schon nach kurzer Zeit meinte Sofie: »Annika, ich kann nicht mehr. Kannst du fertig essen? Ich will spielen gehen.« Annika seufzte innerlich und nahm die Eistüte entgegen. Aber gleichzeitig freute sie sich ein bisschen: Nun kam sie doch noch zu ihrem Schokoladeneis. Als sie jedoch anfing zu essen, merkte sie, dass es ihr heute nicht schmeckte und dass sie im Moment gar nicht wirklich Appetit auf Eis hatte. Stattdessen hätte sie lieber eine Tasse Cappuccino bestellen sollen. Na toll, dachte sie. Jetzt habe ich zwei Eistüten und eigentlich hätte ich lieber etwas ganz anderes. Wie geht denn sowas?

Was meint Ihr? Was ist da passiert?

Sitzung 6 – Kommentare

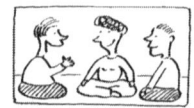

Thema der Sitzung: Den eigenen Wünschen und Bedürfnissen Beachtung schenken

Struktur der Sitzung:

- Begrüßung und Gong (ca. 3 Minuten)
- Hausaufgabenbesprechung (ca. 15 Minuten)
- Basisübung (ca. drei Minuten) und Erfahrungsaustausch (ca. 5 Minuten)
- Geschichte und Diskussion (ca. 15 Minuten)
- Übung der Sitzung und Erfahrungsaustausch (ca. 15 Minuten)
- Neue Hausaufgabe verteilen, Beendigung der Sitzung und 3 x Gong (ca. 5 Minuten)

Benötigte Materialien: Für diese Übung brauchen Sie ein Stück Obst für jeden Teilnehmer.

Anregungen für die Diskussion in der Gruppe nach der Geschichte

Besprechen Sie zuerst die Frage, die am Ende der Geschichte kommt.

- GL: *Wie ist das bei Ihnen? Kümmern Sie sich um Ihre Wünsche und Bedürfnisse? Wonach entscheiden Sie, was Sie am Tag essen und trinken, was Sie tun?*

Anmerkung:

- Sofie hat sich von ihren aktuellen Gefühlen leiten lassen: »*Ich will drei Kugeln, weil alles so lecker aussieht!*« Am Ende stellt sie fest, dass sie so viel gar nicht essen kann.
- Annika hat sich vermutlich gar nicht gefragt, was sie wirklich will, bevor sie das Eis gekauft hat. Bei der Entscheidung für die Eissorte hat sie dann sehr rational gehandelt: »*Ich nehme ein Eis, welches leicht auswaschbar ist.*« Sie hat ihren eigentlichen Wunsch – einen Cappuccino zu trinken – gar nicht wahrgenommen.
- Impulsive Handlungen sind ein Zeichen für rein gefühlsmäßig gesteuerte Handlungen. Aber auch Handlungen, die ganz von verstandesmäßigen Entscheidungen herrühren, können uns unzufrieden sein lassen, wie wir am Beispiel von Annika sehen. Dann gibt es noch Entscheidungen, die aus Gewohnheit getroffen werden.

- Wenn wir gar keine Wahrnehmung für uns selbst haben, lassen wir im schlimmsten Fall wichtige Bedürfnisse außer Acht. Dann versorgen wir unseren Körper vielleicht schlecht – wir trinken zu wenig, wir essen zu viel oder zu wenig, wir behandeln unsere Krankheiten nicht etc. Alles Genannte kennt jeder von uns mehr oder weniger gut. Die Teilnehmer können meistens gute Beispiele aus ihrer eigenen Erfahrung nennen. Häufig haben Sie nicht gelernt, Ihre Wünsche und Bedürfnisse ernst zu nehmen und/oder sie gestehen sich nicht zu, dass es ihnen gut gehen darf.
- **Wenn wir Achtsamkeit üben, geht es auch darum, die Achtsamkeit für uns selbst zu erhöhen.** Das Ziel ist dabei wie immer, dass wir uns von alten Konzepten und Vorstellungen lösen und achtsam auf das reagieren, was der Moment uns bietet – nicht auf das, was wir meinen, was zu sein hat oder wozu uns unsere Begierde verleitet. Ebenso geht es darum, gewohnheitsmäßiges Handeln zu überprüfen. Nur so können wir entscheiden, was im Moment wirklich sinnvoll, angebracht und passend ist.
- Die Übung von Achtsamkeit bringt Gefühl und Verstand in Einklang und wir sind mehr und mehr in der Lage, aus einer Art »inneren Weisheit« heraus zu handeln. Dies sind Momente, die sich zutiefst »stimmig« anfühlen, ohne dass wir es richtig erklären können. Fragen Sie die Teilnehmer nach eigenen Beispielen.

Führen Sie die Übung der Sitzung in der Gruppe durch

- **GL-Einleitung:** *In der folgenden Übung geht es darum, Kontakt mit Ihren Wünschen und Bedürfnissen des gegenwärtigen Moments aufzunehmen. Ich gebe jetzt eine Schüssel mit Obst herum* (Schüssel herumgeben) *und möchte jede und jeden von Ihnen bitten, sich ein Stück herauszunehmen. Die folgende Übung wird sich von anderen Übungen, die Sie bereits kennen gelernt haben, dadurch unterscheiden, dass ich dieses Mal die äußere Handlung nicht vorgeben werde. Sie bekommen die Gelegenheit, dieses Stück Obst zu essen oder eben nicht. Das Einzige, was Sie zu tun haben, ist, Kontakt mit den aktuellen Bedürfnissen Ihres Körpers aufzunehmen und sich die Erlaubnis zu geben, Ihnen Rechnung zu tragen. Hören Sie auf Ihren Körper. Das wird eventuell ungewohnt für Sie sein, aber probieren Sie es bitte aus.* (Warten Sie, bis alle Teilnehmer ein Stück Obst genommen haben).
- **GL-Haltung:** *Wir beginnen damit, eine achtsame Sitzhaltung einzunehmen. Setzen Sie sich aufrecht hin und achten Sie darauf, dass beide Füße Bodenkontakt haben. Wenn Sie mögen, stellen Sie sich vor, wie Ihr Kopf an einem kleinen Faden mit der Decke verbunden ist und von dort leicht getragen wird. Das Kinn ist leicht zur Brust geneigt. Die Hände liegen im Schoß oder auf den Oberschenkeln. Achten Sie darauf, dass Sie zwar aufrecht, aber mit so wenig Anstrengung wie möglich sitzen ... Dann beginnen wir jetzt mit der Übung.* (Gongschlag)
- **GL-Orientierung:** *Wir gehen auch innerlich in die achtsame, nicht-bewertende und annehmende Haltung. Wir geben uns die Gelegenheit, wahrzuneh-*

men, ohne sofort zu reagieren. Wir machen uns frei von Vorannahmen und alten Konzepten und sind offen für das, was der Situation im gegenwärtigen Moment angemessen ist.
- **GL-Übung:** *Richten Sie Ihre Aufmerksamkeit nun auf das Stück Obst vor Ihnen. Richten Sie Ihre Aufmerksamkeit auf die Gedanken und Gefühle, die dabei ausgelöst werden ... Welche Körperempfindungen nehmen Sie wahr? ... Nehmen Sie wahr, ohne zu bewerten ... Was sagt Ihr Verstand? Sollen Sie das Stück Obst essen? ... Was sagt Ihr Gefühl dazu? ... Wenn es Ihnen möglich ist, schließen Sie nun kurz die Augen und horchen in sich hinein. Was sagt Ihnen Ihr Körper? ... Folgen Sie dem, was Ihr Körper Ihnen sagt.*
- *Wenn Sie das Bedürfnis verspüren, Obst zu essen, dann nehmen Sie das Stück vor Ihnen und essen Sie es achtsam. Vielleicht bemerken Sie aber auch, dass Sie nur einen Biss nehmen wollen. Es gibt kein »Richtig« oder »Falsch«. Oder vielleicht möchten Sie an dem Obst riechen, ohne es jetzt zu essen, vielleicht möchten Sie es aufheben, um es später zu essen. Entscheiden Sie sich für das, was für Sie in diesem Moment »stimmig« ist. Wenn Sie sich dafür entscheiden, das Stück Obst nicht zu essen oder es mit anderen Sinnen zu erfahren, bleiben Sie achtsam bei dem, was jetzt ist – bei ihrer Körperwahrnehmung, bei Gedanken, bei Gefühlen und Sinneseindrücken. Wir nehmen uns nun zwei Minuten Zeit für die Achtsamkeit. (Beenden Sie die Übung nach zwei Minuten mit dem Gongschlag)*

Diskussion in der Gruppe nach der Übung

- **GL:** *Was hat Ihr Verstand zu der Frage gesagt, ob Sie das Stück Obst essen sollen oder nicht. Was hat das Gefühl dazu gesagt?*
- **GL:** *Haben Sie Zugang zu Ihrem Körper bekommen? Haben Sie Ihre körperlichen Bedürfnisse spüren können?*

Anmerkung:

- Achten Sie in der Diskussion darauf, dass sich sowohl Teilnehmer beteiligen, die das Stück Obst gegessen haben als auch solche, die es nicht gegessen haben. Fragen Sie die Teilnehmer, welchem Aspekt sie gefolgt sind: Verstand, Gefühl, Gewohnheit oder dem eigentlichen körperlichen Bedürfnis.
- Viele Menschen empfinden es als sehr ungewohnt, auf die körperlichen Bedürfnisse zu achten und ihnen Rechnung zu tragen. Ermutigen Sie die Teilnehmer dazu, achtsam für die eigenen Bedürfnisse zu sein.

Sitzung 6 – Achten Sie auf sich selbst!

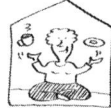

> **Kurzinfo:**
>
> - Häufig vernachlässigen wir die Wahrnehmung für uns selbst. Wir schenken unseren Wünschen und Bedürfnissen zu wenig Beachtung und sorgen dann eventuell schlecht für uns. Das macht uns anfällig für Krankheiten und unangenehme Gefühle.
> - Wir fragen uns nicht, was wir wünschen oder brauchen. Entscheidungen treffen wir auf der Basis logischer Argumente oder unser Handeln ist rein gefühlsmäßig gesteuert oder wir machen etwas, weil wir es schon »immer« so gemacht haben.
> - Alle genannten Entscheidungsmuster können zu Problemen führen.
> - Indem wir im Rahmen der Achtsamkeit lernen, Dinge nicht-bewertend wahrzunehmen und zu beobachten und ohne sofort zu reagieren, werden wir automatisch frei von rein verstandes- oder gefühlsmäßigen Handlungen und Entscheidungen und wir unterbrechen gewohnheitsmäßiges Handeln.
> - Im Rahmen von Achtsamkeit geht es auch um die Schulung der Wahrnehmung für uns selbst. Nur so können wir gut für uns sorgen.

Hausaufgabe

- Nehmen Sie sich in der kommenden Woche einmal am Tag kurz Zeit (ca. drei Minuten reichen), Kontakt zu Ihren körperlichen Bedürfnissen aufzunehmen. Legen Sie diese Zeit bereits jetzt fest und machen Sie eine entsprechende Notiz in Ihrem Terminkalender. Wenn Sie ein Handy haben, nutzen Sie für die Übung gerne die Erinnerungsfunktion. Sie können sich auch einen Wecker stellen. Haben Sie die Zeiten festgelegt? Dann lesen Sie weiter! Wenn Ihr Handy/Ihr Wecker Sie an die Übung erinnert, nehmen Sie dieses Arbeitsblatt, lesen Sie die Aufgabe und lassen sich durch die Übung führen:
  - Wenn Sie möchten, gehen Sie an einen Ort in der Nähe, an dem Sie sich hinsetzen können und nicht gestört werden. Sie können aber genauso gut dort bleiben, wo Sie jetzt gerade sind. Richten Sie Ihre Aufmerksamkeit zunächst auf Ihre Umgebung. Nehmen Sie kurz wahr, wo sie sich befinden, welche Personen noch anwesend sind, was Sie sehen, was Sie riechen, was Sie hören. Was auch immer Sie vorher getan haben, für die kurze Zeit dieser Übung gibt es nichts zu tun außer mit Ihrer Aufmerksamkeit bei diesem Moment zu sein.
  - Richten Sie nun Ihre Aufmerksamkeit auf Ihre Empfindungen in Ihrem Körper. Beobachten Sie, ohne zu bewerten. Was nehmen Sie wahr? Gibt es unerfüllte körperliche Bedürfnisse? Ist Ihr Körper gut versorgt? Gibt es

etwas, was Sie jetzt für Ihren Körper tun können? Machen Sie sich klar: Nicht der Kopf hat jetzt das Sagen, auch nicht Ihr Gefühl allein. Hören Sie auf das, was Ihr Körper Ihnen »sagt« und handeln Sie danach. Vielleicht bemerken Sie, dass Sie Durst haben, oder es könnte auch sein, dass Sie eine Kleinigkeit zum Essen brauchen, um die nächsten 2–3 Stunden gut überstehen zu können. Vielleicht ist Ihnen zu kalt oder zu warm. Gibt es etwas, das Sie verändern möchten, um sich körperlich besser zu fühlen? Vielleicht bemerken Sie auch, dass es notwendig wäre, die Toilette zu besuchen, oder Sie stellen fest, dass Sie sehr müde sind und eine Pause oder eine Aktivität bräuchten, um wieder wach zu werden. Vielleicht fühlen Sie sich unruhig und möchten sich für einige Minuten auf Ihren Atem konzentrieren. Nehmen Sie sich nun Zeit um wahrzunehmen.
- Kümmern Sie sich um sich selbst so, wie Sie es auch mit Ihrem Kind, mit Ihrer besten Freundin oder Ihrem besten Freund tun würden. Tun sie das, was möglich ist. Führen Sie die Handlung mit der größtmöglichen Achtsamkeit durch.

Sitzung 7 – Eine kleine Geschichte: »Ich höre etwas, was du nicht hörst«

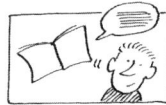

Ich möchte jetzt eine kurze Geschichte vorlesen. Ich bitte euch darum, achtsam zuzuhören. Nehmt bitte eine achtsame Haltung ein und konzentriert euch voll und ganz auf die Geschichte.

Nun war es also endlich soweit! Sechs Jahre Studium lagen hinter ihr und morgen hatte sie ihre letzte Prüfung. Jenny spürte eine Mischung aus freudiger Erwartung und großer Anspannung. War sie ausreichend vorbereitet? In ihrer WG herrschte rege Betriebsamkeit. Normalerweise war sie gerne mit ihren Mitbewohnern zusammen, aber heute Abend sehnte sie sich danach, alleine zu sein. Kurzerhand nahm Jenny ihre Jacke und machte sich auf den Weg zum nahegelegenen Wald. Ihr Lieblingsplatz dort war eine Bank am Waldrand und mit Blick über die Stadt.

Als Jenny bei der Bank ankam, stellte sie mit Freude fest, dass sie nicht besetzt war: Perfekt! dachte sie. Sie wollte jetzt ganz für sich sein. Zuerst ließ sie den Blick über die Stadt gleiten. Sie liebte es, so »über allem« zu sein. Dann schloss sie die Augen und versuchte, den Geräuschen im Wald intensiv zu lauschen. Jenny fand es immer wieder unglaublich – es gab so viele Geräusche! Die Geräusche waren immer da, aber sie erschienen Jenny viel intensiver, wenn sie sich darauf konzentrierte. Jenny hörte ein leichtes Rauschen von den Straßen der Stadt. Sie konnte den Wind hören, wie er leicht durch die Blätter strich. In der Ferne klopfte ein Specht. Andere Vögel zwitscherten und trällerten. Es war ein richtiges Konzert. Jennys Freundin konnte die verschiedenen Vögel an ihrem Gesang erkennen. Aber Jenny reichte es, den unterschiedlichen Stimmen einfach zuzuhören. Sie war jedes Mal aufs Neue überrascht, dass sie immer noch neue Stimmen entdecken konnte – als ob der Wald seine Geräusche zur Belohnung für ihre Bemühungen mehr und mehr an sie freigab.

Wenn sie genau hinhörte, konnte sie vereinzelt auch Knirschen und Knacken im Unterholz hören. Dieses Geräusch kannte sie gut. Käfer flogen brummend an ihr vorbei. Fliegen und andere Insekten surrten herum. Jenny konzentrierte sich ganz auf alles, was an ihr Ohr drang.

Nach einiger Zeit auf der Bank merkte Jenny, dass sie zum ersten Mal seit Tagen nicht mehr an ihre Prüfung gedacht hatte. Sie fühlte sich viel ruhiger als noch vor einer halben Stunde. Sie fragte sich: Wie viele Geräusche gibt es eigentlich noch im Wald, die ich bisher nicht wahrgenommen habe? Ist es überhaupt möglich, alles wahrzunehmen?

Was meint ihr?

Sitzung 7 – Kommentare

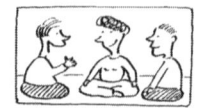

Thema der Stunde: Achtsames Hören

Struktur der Sitzung:

- Begrüßung und Gong (ca. 3 Minuten)
- Hausaufgabenbesprechung (ca. 15 Minuten)
- Basisübung (ca. drei Minuten) und Erfahrungsaustausch (ca. 5 Minuten)
- Geschichte und Diskussion (ca. 15 Minuten)
- Übung der Sitzung und Erfahrungsaustausch (ca. 15 Minuten)
- Neue Hausaufgabe verteilen, Beendigung der Sitzung und 3 x Gong (ca. 5 Minuten)

Benötigte Materialien: Nehmen Sie 4–5 Gegenstände mit, mit denen Sie Geräusche verursachen können (z. B. eine Sprudelflasche). Für weitere Vorschläge lesen Sie die Vorbereitung für die Übung (siehe unten).

Anregungen für die Diskussion in der Gruppe nach der Geschichte

Besprechen Sie zuerst die Fragen, die am Ende der Geschichte kommen.

- **GL:** *Was waren besondere und achtsame Höreindrücke, an die Sie sich erinnern können?*

Anmerkung:

- In unserer Wahrnehmung haben wir natürlicherweise eine begrenzte Aufnahmekapazität. Insgesamt können wir unsere Wahrnehmung durch Achtsamkeit jedoch schulen – wir nehmen mehr und differenzierter wahr.
- Seien Sie in der Diskussion aufmerksam für Prozesse, die berichtet werden, in denen Bewertungen die Achtsamkeit behindert haben und auf Schilderungen, in denen ein achtsamer Prozess beschrieben wird. Arbeiten Sie die Effekte von inneren Bewertungen heraus.
- Arbeiten Sie gleichzeitig die unmittelbaren Effekte von Achtsamkeit heraus (z. B. differenziertere Wahrnehmung, verminderte Ablenkung, Entstehung von Ruhe und Gelassenheit, besserer Umgang mit Stress oder wie in diesem Beispiel: mit Prüfungsstress).

Führen Sie die Übung der Sitzung in der Gruppe durch

- **Vorbereitung:** Nehmen Sie für die Übung 4–5 Gegenstände mit, mit denen Sie Geräusche verursachen können. Im Folgenden finden Sie einige Anregungen für Tätigkeiten und die dazugehörigen Gegenstände, die Geräusche verursachen: Das Öffnen einer Sprudelflasche, das Knacken von Nüssen, das Anstimmen eines Instruments, das Zusammenknüllen oder Zerreißen von Papier, das Schütteln von Schlüsseln an einem Schlüsselbund, das Einschenken von Mineralwasser in ein Glas. Legen Sie sich die mitgebrachten Utensilien im Gruppenraum zurecht (am besten verdeckt, so dass die Teilnehmer die Utensilien nicht sehen können).
- **GL-Einleitung:** *Wir werden jetzt eine Übung zum achtsamen Hören machen. Wir nehmen uns dafür ungefähr drei Minuten Zeit.*
- **GL-Haltung:** *Bitte nehmen sie eine aufrechte Sitzhaltung ein. Am besten rutschen Sie etwas nach vorne auf die Stuhlkante. Atmen Sie ruhig und versuchen Sie so aufrecht und gleichzeitig entspannt wie möglich zu sitzen. Stellen Sie sich vor, dass ein unsichtbarer dünner Faden Ihren Kopf mit der Decke verbindet und ihren Kopf ganz leicht nach oben zieht. Das Kinn ist leicht geneigt. Die Hände liegen im Schoß oder auf den Oberschenkeln. Wenn Sie möchten, schließen Sie die Augen. Es ist jedoch auch möglich, die Augen halb oder ganz geöffnet zu lassen. Mit geöffneten Augen bleiben Sie wach und Sie vermeiden es, mit ihren Gedanken abzuschweifen. Schauen Sie in diesem Fall locker auf einen Punkt vor sich im Raum, ohne ihn zu fixieren und ohne mich direkt im Blickfeld zu haben. Die Übung beginnt und endet mit dem Gongschlag.*
- **GL-Orientierung:** (Gongschlag) *Nun erinnern wir uns noch einmal, warum wir Achtsamkeit üben. Wir alle neigen im Alltag dazu, mit unserer Aufmerksamkeit abgelenkt zu sein von dem, was wir eigentlich gerade tun. Dadurch verpassen wir den Augenblick, den Kontakt zur Umgebung und zu uns selbst. Achtsamkeit verhilft uns zu mehr Bewusstheit für uns Selbst und unsere Umgebung. Wir entscheiden, worauf unsere Aufmerksamkeit gerichtet ist und übernehmen die Kontrolle.*
- **GL-Übung:** *Ich werde Ihnen gleich nacheinander verschiedene Geräusche darbieten. Nehmen Sie die Geräusche mit der größtmöglichen Achtsamkeit wahr. Versuchen Sie zunächst, die Geräusche wahrzunehmen ohne sie zu benennen. Konzentrieren Sie sich auf den Klang, auf die Lautstärke und auf die Nuancen, die Sie wahrnehmen können. Jetzt wird gleich das erste Geräusch kommen, konzentrieren Sie sich voll und ganz darauf, was Sie hören ...* (Lassen Sie jetzt das erste Geräusch erklingen und wiederholen es ggf. mehrfach nach kurzer Pause.) *Nun möchte ich Sie bitten, innerlich für sich zu benennen, was Sie hören. Ich lasse das Geräusch dafür nochmals erklingen* (Wiederholen Sie das Geräusch ein- oder mehrmals. Fahren Sie in dieser Weise mit den anderen Geräuschen fort. Kündigen Sie den Wechsel der Geräusche an. Beenden Sie schließlich die Übung mit dem Gongschlag).

Holen Sie kurze Rückmeldungen der Teilnehmer zu der Übung ein

- **GL:** *Was haben Sie wahrgenommen? Welche Erfahrung haben Sie gemacht?*

Sitzung 7 – Werden Sie eine Torhüterin/ein Torhüter!

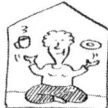

Kurzinfo:

- Jeder unserer fünf Sinne ist von großer Bedeutung, um uns lebendig und mit der Welt verbunden zu fühlen. Durch Geräusche kommunizieren und orientieren wir uns. Durch Geräusche erhalten wir auch Verbindung zu Orten, an denen wir uns aktuell gar nicht befinden. Geräusche können kilometerweit übertragen werden.
- Der Gehörsinn ist ein sehr »aufnehmender« Sinn. Während wir mit den Augen beispielsweise aktiv unsere Umwelt abtasten, nimmt das Gehör am besten wahr, wenn wir selber zur Ruhe kommen.
- Gleichzeitig können wir den Gehörsinn kaum unterdrücken. Wir können die Augen schließen. Dann sehen wir nichts mehr. Wir nehmen allenfalls noch etwas hell und dunkel wahr. Aber wenn wir die Ohren zuhalten, dringen meistens noch immer einige Geräusche zu unserem Bewusstsein durch. Mit einem intakten Gehörsinn nehmen wir Geräusche aus unserer Umgebung stets auf – selbst wenn wir schlafen und meinen könnten, dass wir nichts mitbekommen.
- Egal ob Vogelgezwitscher, Baulärm, Kinderstimmen oder Bauchgrummeln – unser Gehör hat niemals Pause. Und trotzdem: Nur einen Bruchteil der Geräusche unserer Umgebung bekommen wir tatsächlich bewusst mit! Achtsamkeit kann den Anteil erhöhen.

Hausaufgabe

- Machen Sie in der nächsten Woche einmal eine Übung zum achtsamen Hören. Nehmen Sie sich *fünf Minuten* dafür Zeit. Verwenden Sie für die Übung die Weckfunktion Ihres Handys.
- Lesen Sie die folgende Anleitung, bevor Sie mit der eigentlichen Übung beginnen: Sie können die Übung bei sich im Zimmer/zu Hause oder auch an einem ruhigen, d. h. wenig belebten Ort im Freien machen. Achten Sie darauf, dass Sie ungestört sein können. Setzen oder legen Sie sich hin und nehmen Sie eine achtsame Haltung ein. Wenn es Ihnen angenehm ist, schließen Sie die Augen. Ansonsten schauen Sie locker vor sich in den Raum, ohne einen Punkt zu fixieren. Konzentrieren Sie sich dann auf die Geräusche um Sie herum. Hören Sie genau hin, aber strengen Sie sich nicht an. Nehmen Sie wahr ohne zu bewerten. Was hören Sie alles? Kommen die Geräusche aus der Nähe oder kommen Sie von weiter weg? Stellen Sie sich vor, Sie stehen in einem Tor und immer wieder kommen neue Geräusche in ihre Richtung. Sie sind die Hüterin oder der Hüter dieses Tors und Ihre Aufgabe ist es, alles wahrnehmen, was kommt – jedes Geräusch und jeden Ton. Wenn Sie bemer-

ken, dass Sie durch Gedanken oder Gefühle abgelenkt werden, benennen Sie diese kurz (z. B. »Gedanke an Gestern« oder »Ich spüre Ungeduld«) und konzentrieren sich wieder auf die Wahrnehmung der Geräusche um Sie herum. Stellen Sie den Wecker und beginnen Sie mit der Übung.
- **Was haben Sie wahrgenommen? Was ist Ihnen bei der Übung aufgefallen?**

....

....

....

Sitzung 8 – Eine kleine Geschichte: Die Kunst des Aufschiebens

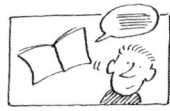

Ich werde jetzt eine Geschichte vorlesen und bitte euch darum, achtsam zuzuhören. Nehmt bitte eine achtsame Haltung ein und versucht, euch voll und ganz auf die Geschichte zu konzentrieren:

Klara ärgert sich über sich selbst. Irgendwie schafft sie es doch immer wieder, dass ihr Leben im Chaos endet. Es gibt einfach so vieles, was ihr wirklich lästig ist. Sie hasst es z. B. abzuwaschen. Das schiebt sie dann häufig auf, bis der Topf anfängt zu schimmeln oder sie keine sauberen Tassen mehr hat. Wäsche waschen ist auch so etwas, was sie gerne aufschiebt. Dabei muss sie doch nur die Waschmaschine füllen, anmachen und später die Wäsche aufhängen. Aber wenn Sie heute die Wäsche nicht wäscht, hat sie für morgen nichts »Richtiges« mehr anzuziehen. Heute muss sie außerdem noch dringend ihr Referat für morgen vorbereiten! Das ist natürlich auch »kurz vor knapp«. Im letzten Semester hat sie so schon einen recht wichtigen Schein nicht bekommen, weil sie ein Referat nicht fertigbekommen hat. Ganz schlimm ist es mit dem Papierkram. Ihre Wohnung ist voll mit Haufen. Mittlerweile hat sie schon ganz den Überblick verloren.

Wenn Klara genau darüber nachdenkt, muss sie sich eingestehen, dass es nicht daran liegt, dass sie zu wenig Zeit für die Dinge hat. Das ist ein Problem, das sie auch kennt. Aber häufig fehlt ihr eben einfach die Motivation und sie vermeidet schlichtweg die Aufgaben, die ihr weniger Spaß machen. Und dann kommt unweigerlich der Tag, an dem dieses Vermeiden unangenehme Konsequenzen hat, wie beispielsweise das Verpassen des Scheins im letzten Semester.

Ob Klara wohl diesmal ihr Referat rechtzeitig fertigbekommt? Was meint ihr?

Sitzung 8 – Kommentare

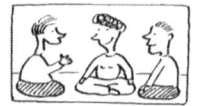

Thema der Sitzung: Den Weg zum Ziel machen

Struktur der Sitzung:

- Begrüßung und Gong (ca. 3 Minuten)
- Hausaufgabenbesprechung – (ca. 15 Minuten)
- Basisübung (ca. drei Minuten) und Erfahrungsaustausch (ca. 5 Minuten)
- Geschichte und Diskussion (ca. 15 Minuten)
- Übung der Sitzung und Erfahrungsaustausch (ca. 15 Minuten)
- Neue Hausaufgabe verteilen, Beendigung der Sitzung und 3 x Gong (ca. 5 Minuten)

Benötigte Materialien: Brühen Sie zur Vorbereitung auf die Gruppe 2 verschiedene Teesorten auf und sorgen Sie für Teetassen; wenn Sie möchten, können Sie diese Aufgabe auch vor der Stunde an die Teilnehmer delegieren. Achten Sie auch darauf, dass der Tee für die Übung nicht mehr zu heiß ist.

Anregungen für die Diskussion in der Gruppe nach der Geschichte

Besprechen Sie zuerst die Frage, die am Ende der Geschichte kommt.

- GL: *Was schieben Sie gerne auf? Wie wirkt sich das auf Ihr Leben aus?*
- GL: *Inwiefern könnte Achtsamkeit hier hilfreich sein?*

Anmerkung:

- Unerledigte Dinge machen uns unzufrieden. Diese Unzufriedenheit wirkt sich manchmal auf alles aus, was wir tun. Unerledigte Dinge können auch zu echten Problemen werden, wenn wir, wie im Beispiel von Klara, wichtige Termine nicht einhalten.
- Viele Dinge in unserem Alltag erledigen wir nur, damit sie gemacht sind – z. B. spülen wir das Geschirr, damit die Küche wieder »ordentlich« ist und v. a. damit wir wieder sauberes Geschirr haben. Im Rahmen von Achtsamkeit dagegen waschen wir ab, um abzuwaschen (s. auch Thich Nhat Hanh 2001). Dadurch bekommt eine Handlung eine völlig neue Bedeutung. Der Weg ist das Ziel. Indem wir uns gleichzeitig von negativen Bewertungen distanzieren, werden ebenfalls neue Erfahrungen mit ehemals ungeliebten Aufgaben möglich.

Führen Sie die Übung der Sitzung in der Gruppe durch:

- **GL-Einleitung:** *Viele Dinge am Tag tun wir nur, damit sie erledigt werden. Dabei verpassen wir den Augenblick, d.h. die Wahrnehmung für das, was wir gerade tun. In der folgenden Übung gibt es jedoch nichts zu erreichen. Ihre einzige Aufgabe besteht darin, achtsam Tee zu trinken. Die Übung dauert ungefähr drei Minuten.*
- **GL-Haltung:** *Bitte nehmen Sie die achtsame Haltung ein. Setzen Sie sich aufrecht hin. Beide Füße haben Kontakt mit dem Boden. Die Augen sind geöffnet und zu Beginn der Übung lassen Sie Ihren Blick zunächst auf einem Punkt vor sich im Raum ruhen ohne ihn zu fixieren. Wir beginnen jetzt mit der Übung.*
- **GL-Orientierung:** *(Gongschlag) Wir beginnen damit, uns das Ziel der Übung zu vergegenwärtigen. Wir üben Achtsamkeit, um den Augenblick mit all seinen Facetten wahrzunehmen. Wenn wir Interesse an dem entwickeln, was wir gerade tun, werden ganz neue Erfahrungen möglich und wir verbringen den Tag mit mehr Bewusstheit. So gewinnt die Zeit, die wir verbringen und das, was wir tun, an Bedeutung.*
- **GL-Übung:** *Wir lassen jetzt den Tee herumgehen, so dass jede und jeder von Ihnen sich Tee nehmen kann. Tun Sie dies bereits mit der größtmöglichen Achtsamkeit. Achten Sie auf alles, was Sie wahrnehmen – auf Geräusche, Gerüche, Seheindrücke, auf Körperempfindungen, auch Gedanken und später beim Trinken des Tees auf den genauen Geschmack ... Wenn Sie bemerken, wie Sie sich in Gedanken verlieren, richten Sie Ihre Aufmerksamkeit wieder auf die Wahrnehmungen beim Teetrinken ... Was nehmen Sie wahr? ... Nehmen Sie wahr, ohne zu bewerten ... (Beenden Sie die Übung mit dem Gongschlag).*

Holen Sie kurze Rückmeldungen zu der Übung ein

- **GL:** *Welche Erfahrungen haben Sie gemacht?*

Verteilen Sie das Arbeitsblatt für die Hausaufgabe und beenden Sie die Stunde

- **Anmerkung:** Selbstverständlich gibt es ausgeprägte Formen von Prokrastination, die einer gesonderten Behandlung bedürfen. Deshalb ist es wichtig, die Teilnehmer nochmals besonders darauf hinzuweisen, mit einer möglichst leichten Aufgabe zu beginnen.

Sitzung 8 – Machen Sie den Weg zum Ziel!

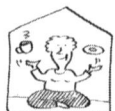

Kurzinfo:

- Es gibt Dinge, die wir nicht gleich erledigen können, weil etwas anderes wichtiger ist und keine Zeit mehr übrigbleibt. Es gibt aber auch Dinge, für die wir Zeit hätten, die wir aber vor uns herschieben, weil wir sie nicht gerne machen. Die Folge ist, dass wir unzufrieden mit uns selbst sind und selbst angenehme Aktivitäten nicht mehr richtig genießen können.
- Achtsamkeit hilft uns, uns von negativen Bewertungen zu distanzieren und neue Erfahrungen auch mit ganz alltäglichen Aufgaben zu machen. Wenn wir Dinge nur tun, um ein bestimmtes Ergebnis zu erzielen, z. B. Spülen, um sauberes Geschirr zu haben, wird das eigentliche Tun (Spülen) zu einer unbequemen und zeitraubenden Aufgabe. *In der Achtsamkeit dagegen ist immer der Weg das Ziel!*

Hausaufgabe

- **Schritt 1:** Überlegen Sie, welche Aufgaben im Alltag Sie ungern erledigen und nur tun, damit sie gemacht sind. Machen Sie eine Liste:

    1. ....

    2. ....

    3. ....

    4. ....

    5. ....

- **Schritt 2:** Entscheiden Sie sich jetzt für *eine* dieser Tätigkeiten, um Sie achtsam auszuführen. Achten Sie darauf, dass es eine alltägliche, »kleine« und für Sie wirklich nur *etwas* ungeliebte Tätigkeit ist. Fangen Sie also nicht mit dem Schwierigsten an. Das ist ganz wichtig.
- **Welche Tätigkeit?** Umkreisen Sie die Nummer bzw. Tätigkeit, für die Sie sich entschieden haben:

    1   2   3   4   5

- **Schritt 3:** Gehen Sie in die achtsame Haltung. Konzentrieren Sie sich auf den gegenwärtigen Moment, auf das, was jetzt gerade ist.
- **Schritt 4:** Nun geht es daran, die Tätigkeit achtsam auszuführen. Stellen Sie sich vor, dass Sie diese Tätigkeit das erste Mal ausführen. Konzentrieren Sie sich voll und ganz auf das, was sie tun, was Sie sehen, was Sie mit Ihren Händen fühlen, was Sie riechen oder was Sie hören. Wenn Gedanken oder Bewertungen ihre Aufmerksamkeit beeinträchtigen, nehmen Sie sie kurz wahr und kehren Sie dann mit Ihrer Aufmerksamkeit zur Tätigkeit zurück.
- **Schritt 5:** Wenn Sie die Tätigkeit zu Ende ausgeführt haben, machen Sie sich Notizen dazu, was Ihnen während der Übung aufgefallen ist. War etwas anders als erwartet oder anders als sonst? Wenn ja, was?

....

....

....

Sitzung 9 – Eine kleine Geschichte: Der alte Mann am Meer

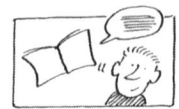

Ich möchte jetzt eine kurze Geschichte vorlesen. Ich bitte euch darum, achtsam zuzuhören. Nehmt bitte eine achtsame Haltung ein und konzentriert euch voll und ganz auf die Geschichte.

Mit hoher Geschwindigkeit fuhr Jan mit seinem Fahrrad auf dem Gehweg am Strand entlang. Als er am Aussichtsturm vorbeifuhr, sah er einen alten Mann, der am Strand saß. Der Mann hatte einen Strandstuhl aufgestellt und saß dort – fast unbeweglich – und schaute auf das Meer. Neben dem Stuhl stand eine Thermoskanne und ein paar Meter vor dem Mann konnte man eine Angelrute sehen, deren Griff in den Sand gesteckt war. Jan blieb automatisch stehen. Zuerst wusste er nicht warum. Aber dann wurde ihm auf einmal klar, was ihn an dieser Szene fasziniert hatte: Fünf Meter rechts von dem Mann stand ein großer Vogel mit langen grauen Beinen und schwarz-weißen Federn. Der Vogel stand unbeweglich neben dem Mann und auch er schaute auf das Meer.

Am nächsten Tag fuhr Jan erneut am Aussichtsturm vorbei. Auch dieses Mal saß der Mann regungslos mit seinem gefiederten Begleiter am Strand und beide blickten auf das Meer. Jan blieb mehrere Minuten stehen und beobachtete die Szene – einfach so. Plötzlich lehnte sich der Mann nach rechts und warf dem Vogel einen Fisch zu. Der Vogel verschlang den Fisch in einer schnellen Bewegung und dann kehrte wieder Ruhe ein.

Am dritten Tag entschloss sich Jan, den zwei Gestalten am Strand und der Umgebung seine ganze Aufmerksamkeit zu schenken. Er setzte sich auf einen kleinen Sandhügel und fing an zu beobachten. Je länger er schaute, desto mehr nahm er wahr. Er spürte eine Nähe zu diesem Mann, dessen Gesicht er nicht einmal kannte. Auch zum Vogel spürte er eine Art von Verbundenheit: In diesem Moment gehören wir zusammen, dachte Jan.

Eine Woche lang kam Jan an jedem Nachmittag zu seiner Beobachterposition am Strand zurück – in dieser Zeit wurde er zu einem entschlossenen Beobachter, der die Bedeutung dieser Tätigkeit schnell schätzen lernte, und er stellte fest, dass es immer wieder neue Dinge zu entdecken gab. Die Natur war in ständiger Veränderung, aber die Veränderungen konnte man nur dann wahrnehmen, wenn man sich die Zeit nahm und genau hinschaute. Er hätte gerne seine Beobachtungen mit dem alten Mann besprochen. Am 8. Tag fuhr er wieder zum Strand, aber jetzt lag der Strand verlassen und menschenleer. Auch der Vogel hatte sich an diesem Tag dem Platz abgewendet. Jan setzte sich trotzdem hin.

Aber was sollte er nun eigentlich hier machen?

Sitzung 9 – Kommentare

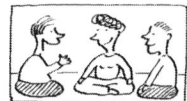

Thema der Stunde: Achtsames Sehen

Struktur der Sitzung:

- Begrüßung und Gong (ca. 3 Minuten)
- Hausaufgabenbesprechung (ca. 15 Minuten)
- Basisübung entfällt
- Geschichte und Diskussion (ca. 15 Minuten)
- Übung der Sitzung und Erfahrungsaustausch (ca. 25 Minuten)
- Neue Hausaufgabe verteilen, Beendigung der Sitzung und 3 x Gong (ca. 5 Minuten)

Anregungen für die Diskussion in der Gruppe nach der Geschichte

Besprechen Sie zuerst die Frage, die am Ende der Geschichte kommt.

- GL: *Was waren besondere und achtsame Seheindrücke, an die Sie sich erinnern können?*

Anmerkung:

- Jan kann weiter beobachten, auch ohne, dass der Mann und der Vogel anwesend sind. In der Achtsamkeit entwickeln wir Interesse für das, was *jetzt* gerade ist. Wir sind aufgefordert, uns von Konzepten und Vorstellungen, wie etwas zu sein hat, zu lösen.
- Seien Sie in der Diskussion der Seheindrücke der Teilnehmer aufmerksam für Prozesse, in denen Bewertungen die Achtsamkeit behindert haben und für Schilderungen, in denen ein achtsamer Prozess beschrieben wird.
- Arbeiten Sie die Effekte von inneren Bewertungen heraus. Arbeiten Sie gleichzeitig die unmittelbaren Effekte von Achtsamkeit heraus (z. B. differenziertere Wahrnehmung, verminderte Ablenkung, Entstehung von Ruhe und Gelassenheit).

Führen Sie die 1. Übung der Sitzung in der Gruppe durch

- GL-Einleitung: *Wir werden jetzt zwei kurze Übungen zum achtsamen Sehen machen. Wir nehmen uns dafür jeweils ungefähr zwei Minuten Zeit. Zuerst möchte ich Sie bitten, Ihren Blick durch den Raum schweifen zu lassen und den ganzen Raum auf diese Weise achtsam zu erkunden. Bei der zweiten*

Übung werde ich Sie bitten, Ihren Blick auf einer Stelle im Raum ruhen zu lassen und achtsam wahrzunehmen, was Sie dort sehen.
- **GL-Haltung:** *Dann möchte ich Sie jetzt bitten, eine achtsame Haltung einzunehmen. Gehen Sie dafür in eine aufrechte Sitzposition. Setzen Sie sich dafür auf den Vorderteil der Sitzfläche. Achten Sie darauf, dass der aufrechte Sitz für sie so anstrengungslos wie möglich ist. Beide Füße haben Kontakt mit dem Boden. Ihre Hände liegen jetzt zu Beginn in Ihrem Schoß oder auf den Oberschenkeln. Ihr Blick ist locker nach vorne gerichtet ohne einen bestimmten Punkt zu fixieren. Wir beginnen jetzt mit der Übung.*
- **GL-Orientierung:** *(Gongschlag) Zuerst einmal machen wir uns nochmals klar, warum wir Achtsamkeit üben. Durch Achtsamkeit lernen wir, uns auf die unmittelbare Wahrnehmung zu konzentrieren, ohne etwas zu ergänzen oder auszublenden. Wir nehmen die Dinge so an, wie sie sind. Dies kann eine ganz neue Erfahrung sein.*
- **GL-Übung:** *Stellen Sie sich jetzt vor, dass sie wie eine Kamera den ganzen Raum aufnehmen. Von einer Seite zur nächsten registrieren Sie alles, was das Auge sehen kann. Versuchen Sie dabei wertfrei zu bleiben, nehmen Sie eine neutrale Haltung ein und konzentrieren Sie sich auf die Formen, die Farben und die Materialien, die Sie entdecken (Beenden Sie die Übung nach zwei Minuten mit dem Gongschlag).*

Holen Sie kurze Rückmeldungen zu der Übung ein

- **GL:** *Wie war diese Erfahrung für Sie?*

Führen Sie die 2. Übung der Sitzung in der Gruppe durch

- **GL-Anleitung:** *Entfällt.*
- **GL-Haltung:** *Dann möchte ich Sie erneut darum bitten, eine achtsame Haltung einzunehmen.*
- **GL-Übung:** *(Gongschlag) Richten Sie Ihren Blick auf eine beliebige Stelle oder einen beliebigen Gegenstand im Raum. Was nehmen Sie wahr? ... Tasten Sie diese Stelle oder diesen Gegenstand im Raum mit Ihrem Blick ab ... Konzentrieren Sie sich wie in der vorherigen Übung auf die Formen, die Farben und Materialien ... Wenn Sie bemerken, dass Sie abgelenkt sind durch Gedanken, Gefühle oder Empfindungen, benennen Sie diese kurz und kehren mit Ihrer Aufmerksamkeit zurück zu dem was Sie sehen. Seien Sie auch achtsam für Bewertungen ... (Beenden Sie die Übung nach insgesamt zwei Minuten mit dem Gongschlag).*

Holen Sie kurze Rückmeldungen zu der Übung ein

- **GL:** *Was haben Sie wahrgenommen? Welche Erfahrung haben Sie gemacht?*

Anmerkung zur Hausaufgabenbesprechung (in der folgenden Sitzung)

- Machen Sie eine kurze Runde, bei der jeder Teilnehmer eine seiner Beobachtungen oder Erfahrungen beschreiben darf (ein Satz). Machen Sie auf mögliche Bewertungen aufmerksam.

Sitzung 9 – Gewinnen Sie Augenblicke!

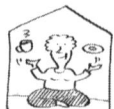

Kurzinfo:

- Die Augen sind sehr aktiv-bewegliche Sinnesorgane. Mit den Augen können wir aktiv die äußere Welt abtasten und durch die Arbeit der Augenmuskeln können wir unseren Blick auf verschiedene Entfernungen einstellen und die unterschiedlichen Distanzen wahrnehmen.
- Das Sehen kann auch optischen Täuschungen unterliegen. So kennen Sie vielleicht das Phänomen, dass der Mond am Horizont größer aussieht als am Himmel, obwohl sich seine Größe und Entfernung von der Erde nie verändern. Unser Gehirn verrechnet die Informationen, die es vom Sinnesorgan erhält. Das heißt, unsere Wahrnehmungen sind sehr subjektiv und werden vom Gehirn beeinflusst.
- Häufig haben wir jedoch das Gefühl, dass wir die Wirklichkeit so sehen, wie sie *ist*. Es ist aber sinnvoll, auch beim Sehen daran zu denken, dass die Wirklichkeit anders sein und auch aus verschiedenen Perspektiven gesehen werden kann.

Hausaufgabe: Entscheiden Sie sich für eine der beiden Alternativen

- **Alternative 1:** Nehmen Sie sich in den nächsten sieben Tagen jeden Tag fünf Minuten Zeit, um etwas in der Natur zu beobachten, z. B. einen Baum. Beobachten Sie jeden Tag dasselbe Objekt und tun Sie das nach Möglichkeit immer von derselben Stelle aus. Beobachten Sie, ohne die Wahrnehmung zu kommentieren oder zu bewerten. Lassen Sie sich jeden Tag aufs Neue, so gut es Ihnen möglich ist, auf Ihre Wahrnehmung ein. Vergleichen Sie nicht mit Gestern. Nehmen Sie »einfach« wahr, was Sie sehen.
- **Alternative 2:** Machen Sie in der nächsten Woche eine Übung in drei Schritten zum achtsamen Sehen. Nehmen Sie sich jeweils eine Minute Zeit, benutzen Sie die Weckfunktion auf Ihrem Handy, um die Zeit der Übung einzuhalten – kürzen Sie die Übung also nicht ab, verlängern Sie sie auch nicht. Sie benötigen für diese Übung einen Gegenstand, der in der Form oder Struktur nicht symmetrisch ist, mehrere Farben hat oder gemustert ist. Nehmen Sie gerne einen Gebrauchsgegenstand aus Ihrem Alltag (z. B. ein Marmeladenglas, einen Kulturbeutel, eine Zeitung etc.). Lesen Sie die folgende Anleitung, bevor Sie mit der eigentlichen Übung beginnen.
- **Schritt 1: Stellen Sie den Gegenstand in die Ecke Ihres Zimmers. Setzen Sie sich dann in 2–3 Meter Entfernung davon hin.**
  Nehmen Sie eine achtsame Haltung ein. Scannen Sie den Gegenstand mit Ihrem Blick ab. Schauen Sie so genau wie möglich: Welche Form hat er, wel-

che Farben nehmen Sie wahr? Wie sieht die Oberfläche aus? Seien Sie offen und nicht-bewertend.
- **Schritt 2: Stellen Sie nun den Gegenstand in maximal einem Meter Entfernung von sich hin.**
  Nehmen Sie erneut eine achtsame Haltung ein. Scannen Sie den Gegenstand mit Ihrem Blick ein zweites Mal ab. Schauen Sie so genau wie möglich: Was nehmen Sie jetzt wahr? Welche Form hat er, welche Farben nehmen Sie wahr? Wie sieht die Oberfläche aus? Seien Sie offen und nicht-bewertend.
- **Schritt 3: Nun drehen Sie den Gegenstand so, dass Sie ihn aus einem anderen Blickwinkel sehen und setzen sich wieder hin.**
  Nehmen Sie erneut eine achtsame Haltung ein. Scannen Sie den Gegenstand mit Ihrem Blick ein drittes Mal ab. Was nehmen Sie jetzt wahr? Welche Form hat er, welche Farben nehmen Sie wahr? Wie sieht die Oberfläche aus? Seien Sie offen und nicht-bewertend.

Sitzung 10 – Eine kleine Geschichte: Eine Stadt voller Idioten

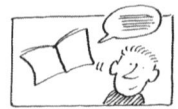

Ich möchte jetzt eine kurze Geschichte vorlesen. Ich bitte euch darum, achtsam zuzuhören. Nehmt bitte eine achtsame Haltung ein und konzentriert euch voll und ganz auf die Geschichte.

Es war doch jedes Jahr das Gleiche – nur noch drei Wochen bis Weihnachten und Stefan hatte noch nicht ein einziges Weihnachtsgeschenk. Typisch, dachte er. Das wird wieder ein großer Spaß. Warum kann ich nicht einmal früher anfangen? Nun war er in der Stadt unterwegs und das eben leider nicht allein. Die Stadt war brechend voll! Er wollte sich nach Feierabend wenigstens schnell einen Überblick verschaffen, durch die Läden ziehen und Ideen sammeln. Aber nein, heute waren wieder besonders viele Idioten unterwegs – fand Stefan jedenfalls. Können die nicht aufpassen? Ständig latschen die mir auf den Füßen herum. Gerade wurde er wieder fast von jemandem umgerannt, der aus einer Gasse von rechts herausgeschossen kam. Unglaublich!

Nach einer Stunde war Stefan total genervt. Er machte sich Sorgen, ob er bis Weihnachten überhaupt noch die passenden Geschenke finden würde. Wenn das so weiter geht ... Am liebsten hätte er aus sich herausgeschrien: Haut doch alle ab!!! Als Stefan schließlich wieder zu Hause war, dauerte es eine gefühlte Ewigkeit, bis er sich wieder einigermaßen beruhigt hatte.

Eine Woche später wagte sich Stefan nach Feierabend erneut in die Stadt. Es war noch voller und er hatte noch immer keine Geschenke und keine richtig guten Ideen. Es dauerte nicht lange und Stefan ärgerte sich wieder über zahllose unaufmerksame Passanten, die ihm in die Quere kamen und, wie Stefan meinte, anscheinend keine Augen im Kopf hatten. Gerade eben hätte er den Mann vor sich am liebsten angeschrien: Können Sie nicht aufpassen! Da konnte er sich gerade noch beherrschen, aber einen bösen Blick schickte er ihm noch hinterher. Und plötzlich geschah etwas, das Stefan mit Verwunderung wahrnahm. Noch immer spürte er den Ärger auf diesen Mann und eigentlich auf alle Leute in der Stadt, gleichzeitig wurde ihm jedoch etwas bewusst: Natürlich waren die Leute unachtsam und manchmal standen Sie im Weg, aber es gab auch ein ganz anderes Problem.

Was meint ihr, was sein eigentliches Problem ist?

Sitzung 10 – Kommentare

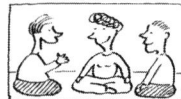

Thema der Sitzung: Achtsamer Umgang mit Gefühlen (z. B. Ärger)

Struktur der Sitzung:

- Begrüßung und Gong (ca. 3 Minuten)
- Hausaufgabenbesprechung (ca. 10 Minuten)
- Basisübung (ca. drei Minuten) und Erfahrungsaustausch (ca. 5 Minuten)
- Geschichte und Diskussion (ca. 15 Minuten)
- Übung der Sitzung und Erfahrungsaustausch (ca. 20 Minuten)
- Neue Hausaufgabe verteilen, Beendigung der Sitzung und 3 x Gong (ca. 5 Minuten)

Anmerkung: Diese Sitzung ist nicht geeignet, wenn die Mehrheit der Gruppenteilnehmer mit hoher Grundanspannung oder Unruhe in die Gruppe kommt. Wählen Sie in diesem Fall eine andere Sitzung. Die Übung der Sitzung setzt ebenfalls voraus, dass Sie eigene Erfahrungen damit gesammelt haben.

Anregungen für die Diskussion in der Gruppe nach der Geschichte

Besprechen Sie zuerst die Frage, die am Ende der Geschichte kommt.

- **GL:** *Inwiefern kann Achtsamkeit helfen, einen besseren Umgang mit z. B. Ärger zu erreichen?*

Anmerkung:

- Stefans eigentliches Problem ist zunächst, dass er in Eile ist und ihm Ideen für Weihnachtsgeschenke fehlen. In Anbetracht der Zeitnot, in der Stefan sich befindet, werden andere Menschen zum unbequemen Hindernis. Hätte Stefan mehr Zeit, würden ihn die anderen Leute mit dem gleichen Verhalten wahrscheinlich weniger stören. Das heißt aber auch, dass Stefan eine Lösung zu seinem Problem unabhängig von anderen Menschen finden kann: Stefan plant mehr Zeit ein.
- Achtsamkeit hilft uns, Gefühle als das zu erkennen, was sie sind: Sie sind ein Spiel des Geistes ohne feste Substanz. Sie tauchen auf und vergehen wieder, wenn wir uns nicht in die dazugehörigen Gedanken und Bilder verstricken und verwickeln. Dadurch bekommen wir Distanz zu unseren Gefühlen und häufig schwächen sie sich dann auch nach einiger Zeit ab. Aber Vorsicht: auch im achtsamen Umgang mit Gefühlen gilt der Grundsatz der annehmen-

den Haltung. Wir üben, die Gefühle sein zu lassen. Wir halten sie nicht fest, noch schieben wir sie weg!
- Achtsamkeit ermöglicht außerdem eine bessere Einschätzung der Situation und wirkt Impulsivität entgegen.

Führen Sie die Übung der Sitzung in der Gruppe durch

- **Anmerkung:** Diese Übung kann auf Teilnehmer, die Gefühle als bedrohlich und unkontrollierbar wahrnehmen, den Effekt einer Exposition haben, d. h. die Übung kann die Intensität vorhandener Gefühle zunächst erhöhen. Machen Sie sich jedoch klar: Es passiert nichts, was nicht auch im Alltag der Teilnehmer passiert.
- **GL-Einleitung:** In der folgenden Übung möchte ich Sie einladen, erste Erfahrungen im achtsamen Umgang mit Gefühlen zu machen. *Ein achtsamer Umgang mit Gefühlen bedeutet, diese kommen und gehen zu lassen, ohne uns in den dazugehörigen Gedanken und Bildern zu verstricken und verwickeln. Versuchen Sie den Anleitungen so gut es geht zu folgen. Wenn Sie bemerken, dass es Ihnen schwerfällt, den Anleitungen zu folgen, konzentrieren Sie sich auf die Wahrnehmung meiner Stimme und kehren später zur Übung zurück.*
- **GL-Haltung:** *Bitte nehmen Sie eine achtsame Sitzhaltung ein. Setzen Sie sich aufrecht hin und achten Sie darauf, dass beide Füße Bodenkontakt haben. Wenn Sie mögen, stellen Sie sich vor, wie Ihr Kopf an einem kleinen Faden mit der Decke verbunden ist und von dort leicht getragen wird. Das Kinn ist leicht zur Brust geneigt. Die Hände liegen im Schoß oder auf den Oberschenkeln. Die Augen sind geöffnet und der Blick ist locker vor Sie in den Raum gerichtet, ohne einen Punkt zu fixieren. Achten Sie darauf, dass Sie zwar aufrecht, aber mit so wenig Anstrengung wie möglich sitzen ... Dann beginnen wir jetzt mit der Übung. Die Übung dauert ungefähr vier Minuten.*
- **GL-Orientierung:** (Gongschlag) *Wir beginnen damit, uns den Nutzen der Übung zu vergegenwärtigen. Achtsamkeit hilft uns dabei, die Wahrnehmung für uns und unser Gefühl zu verbessern und uns gleichzeitig von unserem Gefühl zu lösen ohne es festzuhalten, aber auch nicht zu verdrängen. Bitte erinnern Sie sich daran, dass es in diesem Moment nichts anderes zu tun gibt, als achtsam zu sein. Sie können später entscheiden, was zu tun ist. Gefühle können vergehen, wenn wir Ihnen über unsere Gedanken keine weitere »Nahrung« geben.*
- **GL-Übung:**
  - *Nun gehen Sie mit Ihrer Aufmerksamkeit zu den Empfindungen in Ihrem Körper. Was nehmen Sie wahr? ... Wo nehmen Sie die stärksten Empfindungen wahr? ... Nehmen Sie wahr, ohne zu bewerten ... Es gibt kein Richtig oder Falsch...*
  - *Treten Sie jetzt innerlich einen Schritt zurück. Stellen Sie sich vor, Sie beobachten alles, was Sie wahrnehmen, auf einer Leinwand vor sich ... Gibt es ein bestimmtes vorherrschendes Gefühl? Nicht immer haben wir klar benennbare Gefühle. Wenn Sie jedoch ein klares Gefühl erkennen, benen-*

nen Sie es für sich ... Mit welchen Gedanken geht das Gefühl einher? Erinnern Sie sich daran – Sie sind nicht Ihr Gefühl. Sie haben ein Gefühl.
- Lösen Sie sich von Gedanken und auftauchenden Bildern und konzentrieren sich nochmals auf die Empfindungen in Ihrem Körper. Was nehmen Sie wahr? Beobachten Sie die Empfindungen, ohne sie verändern zu wollen ... (etwas Zeit vergehen lassen)
- Wenn es Ihnen möglich ist, konzentrieren Sie sich nun auf Ihren Atem, wie er kommt und geht. Wenn Körperwahrnehmungen weiterhin in Ihr Bewusstsein dringen, lösen Sie sich davon und kehren zur Konzentration auf den Atem zurück. Lassen Sie Gedanken und Körperempfindungen kommen und gehen wie Wellen. Kehren Sie immer wieder zur Konzentration auf den Atem zurück. Es gibt nichts zu tun. Es ist wie es ist. (Beenden Sie die Übung nach vier Minuten mit dem Gongschlag)

Holen Sie kurze Rückmeldungen zu der Übung ein

- GL: *Welche Erfahrungen haben Sie gemacht?*

Anmerkung:

- Wenn einzelne Teilnehmer berichten, dass die Intensität ihres Gefühls durch die Übung gestiegen ist, weisen Sie darauf hin, dass das für die erste Erfahrung mit dieser Übung ein häufig berichteter Effekt ist. Machen Sie deutlich, dass es für den Umgang mit Gefühlen jedoch unerlässlich ist, dass diese wahrgenommen werden. Nur so können wir sie kontrollieren. Weisen Sie auch darauf hin, dass es mit zunehmender Übung leichter wird, Distanz zu den eigenen Gefühlen zu bekommen.
- Achten Sie auch auf dysfunktionale Gedanken und Bewertungen. Fragen Sie nach Gedanken, die einem Teilnehmer während der Übung durch den Kopf gingen, wenn dieser berichtet, er habe sich nicht von seinem Gefühl distanzieren können.
- Es kann natürlich notwendig sein, Gefühle aktiv zu regulieren. Konkrete Empfehlungen dazu finden sich in Bohus und Wolf-Arehult (2013).
- Es ist natürlich auch möglich, dass einige Teilnehmer von angenehmen Gefühlen berichten, die sie während der Übung wahrgenommen haben. Sie fragen sich dann, ob es sinnvoll ist, sich auch davon zu distanzieren. In der Tat versuchen wir im Rahmen von Achtsamkeit jede Anhaftung, d. h. auch die an angenehme Gefühle, loszulassen. **Das heißt nicht, dass wir versuchen, *keine* Gefühle mehr zu haben. Wir lassen sie zu und erleben, wie sie kommen und gehen.**
- Fragen Sie auch nach der ursprünglichen Intensität des Gefühls, wenn ein Teilnehmer berichtet, dass er sich nicht von seinem Gefühl lösen konnte. Natürlicherweise ist es viel schwieriger, sich von starken Gefühlen zu lösen. Weisen Sie darauf hin, dass die Teilnehmer für die Hausaufgabe unbedingt darauf achten sollen, ein wenig bis mäßig intensives Gefühl zu wählen. Erst

mit viel Übung können wir uns mit Achtsamkeit auch von starken Gefühlen distanzieren.

Anmerkung zur Hausaufgabenbesprechung (in der folgenden Sitzung)

- Achten Sie bei Teilnehmern, die die Hausaufgabe nach Schritt 2 beendet haben, darauf, ob sie möglicherweise die weitere Übung aus Angst vermieden haben. Ermutigen Sie sie, die Übung in der kommenden Woche mit einer Situation, die wieder leichten Ärger auslöst, zu üben. Vergessen Sie dann nicht, sie in der kommenden Stunde nach ihren Erfahrungen zu fragen!

Sitzung 10 – Weniger Ärger mit dem Ärger

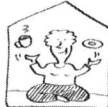

> **Kurzinfo:**
>
> - Wir alle erleben einen ständigen Wechsel der unterschiedlichen Gefühle wie Freude, Ärger, Angst usw. Sie sind sehr sinnvoll, denn über unsere Gefühle kommunizieren wir mit anderen und sie motivieren uns zu handeln. Sie können aber natürlich sehr unangenehm und hinderlich sein, wenn wir, wie in der Geschichte auch Stefan, ganz »eingenommen« sind von unserem Gefühl und das Gefühl unsere Wahrnehmung und unser Handeln vollständig bestimmt.
> - Durch Achtsamkeit können wir lernen, mehr und mehr *Distanz zu unseren Gefühlen* zu bekommen. Wir *sind* nicht mehr das Gefühl, sondern wir *haben* ein Gefühl. Gefühle haben keine feste Substanz, auch wenn wir sie in der Regel körperlich gut spüren können. Sie tauchen auf und vergehen wieder, wenn wir die dazugehörenden Gedanken und Bilder loslassen.
> - Auch *verstehen wir durch Achtsamkeit Zusammenhänge* besser und kommen so in die Lage, unser Leben besser steuern zu können. Vielleicht wird Stefan merken, dass ein zeitlicher Druck sehr häufig Ärger auslöst, vielleicht merkt er, dass alte und negative Erinnerungen »hochkommen«, wenn er mit Zeitdruck konfrontiert wird. Wenn wir erkennen, was das eigentliche Problem ist, dann lässt es sich viel leichter verändern. Dieser Prozess vollzieht sich von ganz alleine, wenn wir regelmäßig Achtsamkeit üben. Es ist nichts, worüber wir nur lange genug nachdenken müssen und dann klappt es. Es passiert, erst nur einmal, dann zweimal und dann immer häufiger. *Aber was wir wirklich tun müssen, ist Achtsamkeit zu üben!*

Hausaufgabe

Nehmen Sie Ihren Ärger wahr und gewinnen Sie Abstand dazu: Die folgende Übung soll Ihnen helfen, Ihren Ärger besser wahrnehmen zu können und gleichzeitig Abstand zu ihm zu bekommen. Nehmen Sie sich ungefähr **fünf Minuten** Zeit für die Übung. Stellen Sie sicher, dass Sie üben können, ohne unterbrochen zu werden. Nehmen Sie die achtsame Haltung ein und lesen Sie die Anleitung Schritt für Schritt. Nehmen Sie sich nach jeder Frage kurz Zeit für Ihre Wahrnehmung:

- Denken Sie zurück an eine Situation, die in der letzten Woche Gereiztheit oder Ärger bei Ihnen ausgelöst hat. Es ist jedoch wichtig, dass Sie schon *etwas Distanz* dazu gefunden haben (Ihre Gereiztheit oder Ihr Ärger sollte aktuell also auf einer Skala zwischen 0 und 100 eine maximale Intensität von 50–60 % nicht überschreiten, d. h. also maximal mäßig intensiv sein, sonst wird diese Übung zu schwierig). Vielleicht haben Sie den Bus verpasst, waren verspätet oder wurden »gestört«, als sie etwas Wichtiges erledigen wollten?

- **Wie intensiv ist mein Ärger jetzt (auf einer Skala zwischen 0–100 %, 0 % = kein Ärger, 100 % = sehr starker Ärger/maximaler Ärger)?**

  ....

  ....

- **Schritt 1:** Jetzt, mit dem zeitlichen Abstand zur Situation, stellen Sie sich die Situation nochmals kurz vor. Machen Sie sich jedoch klar: Heute sind Sie »nur« noch eine Beobachterin oder ein Beobachter der Situation. Die Situation ist vergangen.
  Wo waren Sie? Gab es andere Personen, die anwesend waren. Was ist passiert?

  ....

  ....

- **Schritt 2:** Als Beobachterin oder Beobachter der Situation – schauen Sie sich die Situation an.
  Gibt es zusätzliche Informationen, die Sie bisher nicht wahrgenommen haben? Welche Aspekte spielen eine Rolle dabei, dass Sie sich geärgert haben? Gibt es etwas, worauf Sie selber in Zukunft achten können, um sich in einer ähnlichen Situation weniger zu ärgern? Wenn ja, was ist das?

  ....

  ....

- **Schritt 3:** Entscheiden Sie bitte: Ist es jetzt wichtig oder spüren Sie ein Bedürfnis, weitere Distanz zu Ihrem Gefühl von Ärger zu bekommen?
  – Wenn nein, beenden Sie die Übung damit, das Ergebnis von Schritt 2 nochmals zu lesen.
  – Wenn ja, folgen Sie bitte der weiteren Anleitung:
  a. Gehen Sie mit Ihrer Aufmerksamkeit zu den Empfindungen in Ihrem Körper. Nehmen Sie wahr ohne zu bewerten. Welche Gedanken gehen Ihnen durch den Kopf? Treten Sie innerlich einen Schritt zurück und beobachten Sie, was Sie wahrnehmen (geben Sie sich jetzt ein bisschen Zeit, dies zu versuchen).
  b. Lösen Sie sich nun von der Wahrnehmung Ihrer Empfindungen und Gedanken. Erinnern Sie sich daran: Sie *sind* nicht Ihr Gefühl – Sie *haben* ein Gefühl. Lassen Sie Gedanken vorbeiziehen und geben Sie Ihrem Gefühl keine weitere »Nahrung«. Stellen Sie sich vor, wie Ihr Gefühl wie eine Welle kommt und geht.

c. Um sich noch weiter von Ihrem Gefühl und den dazugehörenden Gedanken zu lösen, konzentrieren Sie sich jetzt auf Ihren Atem, wie er kommt und geht: Sie atmen ein, … Sie atmen aus … Ihr Atem ist Ihr ständiger Begleiter. Der Atem kommt … der Atem geht. Was verändert sich, wenn Sie Ihre Aufmerksamkeit auf den Atem richten?
d. Wenn Sie wütend oder gereizt sind, können Sie auch ein leichtes Lächeln üben. Bei einem leichten Lächeln sind die Mundwinkel leicht nach oben gewandt. Das leichte Lächeln ist nur für Sie, andere Menschen können es meistens nicht wahrnehmen. Denken Sie daran: Sie *sind* nicht Ihr Gefühl – Sie *haben* ein Gefühl. Vielleicht fällt es Ihnen leichter, die Gefühle weiterziehen zu lassen, wenn sie ein leichtes Lächeln im Gesicht haben. Bleiben Sie dabei mit Ihrer Konzentration auf dem Atem (nehmen Sie sich jetzt ein bisschen Zeit, dies zu versuchen).
e. Atmen Sie ruhig ein und aus und halten Sie das sanfte Lächeln für einen Moment aufrecht. Beobachten Sie, wie Gefühle kommen und gehen, wie Wellen … (geben Sie sich jetzt ein bisschen Zeit, dies zu versuchen).

Wie intensiv ist mein Ärger jetzt? …………… (0–100 %)
- In dieser Weise können Sie den achtsamen Umgang auch mit jedem anderen Gefühl üben.

Sitzung 11 – Eine kleine Geschichte: Wecken in zehn Schritten

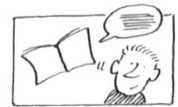

Ich möchte jetzt eine kurze Geschichte vorlesen. Ich bitte euch darum, achtsam zuzuhören. Nehmt bitte eine achtsame Haltung ein und konzentriert euch voll und ganz auf die Geschichte.

Ich wanderte unruhig durch die Wohnung. Mein Magen fühlte sich völlig leer an. Die letzte Mahlzeit lag schon *drei* Stunden zurück. Etwas verärgert stellte ich fest, dass die Wohnung noch immer ganz ruhig war. Ich konnte nichts hören und musste daraus schließen, dass kein Essen vorbereitet wurde. Obwohl ich jung und unerfahren war, wusste ich: Jetzt muss ich zur Tat schreiten. Also bewegte ich mich hoch konzentriert Richtung Terrasse. Na klar – da lag sie auf der Liege. Es war nicht zu fassen! Ich sprang auf die Liege und bereitete mich vor. Es gibt zehn Schritte, die jede Katze mit Selbstachtung schon nach ein paar Wochen lernen muss und ich beherrsche sie zum Glück perfekt:

- Schritt 1: auf die Brust springen
- Schritt 2: mit ausgefahrenen Krallen auf den Vorderpfoten hin und hertrappeln
- Schritt 3: mit der Nase ihre Hände berühren
- Schritt 4: mit der Nase ihr Gesicht stupsen
- Schritt 5: mich umdrehen und ihre Nase mit meinem Fell kitzeln (das funktioniert fast immer!)
- Schritt 6: über die Zeitung spazieren, die auf ihrem Schoß liegt
- Schritt 7: mit der Pfote in ihr Gesicht patschen
- Schritt 8: in ihre Nase beißen
- Schritt 9: auf den Tisch springen und das Wasserglas umstoßen, so dass Wasser auf sie heruntertropft.
- Schritt 10: Den großen Zeh fest beißen

Dieses Mal hatte ich allerdings schon nach Schritt 4 Erfolg. Nachdem ich endlich gegessen hatte, legte ich mich gemütlich auf die Gartenliege und schlief ausgiebig. Meine Besitzerin kam nicht mehr zurück. Ihr war die Lust auf Pause wohl vergangen.

Welche Strategie setzte das Kätzchen ein?

Sitzung 11 – Kommentare

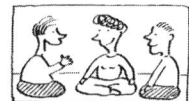

Thema der Stunde: Achtsames Spüren

Struktur der Sitzung:

- Begrüßung und Gong (ca. 3 Minuten)
- Hausaufgabenbesprechung (ca. 15 Minuten)
- Basisübung (ca. drei Minuten) und Erfahrungsaustausch (ca. 5 Minuten)
- Geschichte und Diskussion (ca. 15 Minuten)
- Übung der Sitzung und Erfahrungsaustausch (ca. 15 Minuten)
- Neue Hausaufgabe verteilen, Beendigung der Sitzung und 3 x Gong (ca. 5 Minuten)

Benötigte Materialien: Für die Übung der Sitzung brauchen Sie eine Stofftasche mit unterschiedlichen Gegenständen aus dem Alltag, wie z. B. einen Schlüsselring, ein kleines Stofftier, eine Muschel, einen Stift, ein kleines Buch, einen Handschuh, einen Würfel, einen Löffel usw.

Anregungen für die Diskussion in der Gruppe nach der Geschichte

Besprechen Sie zuerst die Frage, die am Ende der Geschichte kommt.

- **GL:** *An welche besonderen und achtsamen Sinneseindrücke durch Ihren Tastsinn können Sie sich noch erinnern?*

Anmerkung:

- Die Katze arbeitet hauptsächlich über den Tastsinn: Sie setzt ihre weichen Pfoten, ihr weiches Fell und ihre scharfen Krallen ein, um den Tastsinn ihrer Besitzerin zu aktivieren.
- Seien Sie in der Diskussion über die Sinneseindrücke durch den Tastsinn aufmerksam auf Prozesse, in denen Bewertungen die Achtsamkeit behindert haben und auf Schilderungen, in denen ein achtsamer Prozess beschrieben wird.
- Arbeiten Sie die Effekte von inneren Bewertungen heraus. Arbeiten Sie gleichzeitig die unmittelbaren Effekte von Achtsamkeit heraus (z. B. differenziertere Wahrnehmung, verminderte Ablenkung, Entstehung von Ruhe und Gelassenheit).

Führen Sie die Übung der Sitzung in der Gruppe durch

- **GL-Einleitung:** *Wir werden jetzt eine Übung zum achtsamen Spüren machen. Wir nehmen uns ungefähr drei Minuten Zeit dafür. Ich werde eine Stofftasche herumgehen lassen und möchte jede und jeden von Ihnen darum bitten, sich einen Gegenstand aus der Tasche zu nehmen. Tun Sie das bereits mit der größtmöglichen Achtsamkeit. Die Aufgabe wird dann sein, den Gegenstand so achtsam wie möglich mit Ihren Händen abzutasten.*
- **GL-Haltung:** *Dann möchte ich Sie jetzt bitten, eine achtsame Haltung einzunehmen. Gehen Sie dafür in eine aufrechte Sitzposition. Diese sollte für Sie jedoch so anstrengungslos wie möglich sein. Beide Füße haben Kontakt mit dem Boden. Wenn Sie mögen, schließen Sie die Augen. Sie können die Augen aber auch offen oder halboffen lassen. Richten Sie dann Ihren Blick locker nach vorne ohne einen bestimmten Punkt zu fixieren. Wir beginnen jetzt mit der Übung.*
- **GL-Orientierung:** (Gongschlag) *Zuerst einmal machen wir uns nochmals klar, warum wir Achtsamkeit üben. Durch Achtsamkeit lernen wir, uns auf die unmittelbare Wahrnehmung zu konzentrieren, ohne etwas zu ergänzen oder auszublenden. Seien Sie offen für alles, was Sie mit Ihren Händen erspüren. Bewerten Sie Ihre Erfahrung nicht. Nehmen Sie die Dinge so an, wie sie sind.*
- **GL-Übung:** *Nehmen Sie sich nun einen Gegenstand aus der Tasche ohne ihn anzuschauen* (Tasche herumgeben). *Tun Sie das bereits mit der größtmöglichen Achtsamkeit* (Warten Sie, bis jeder Teilnehmer einen Gegenstand in der Hand hat). *Tasten Sie nun diesen Gegenstand mit Ihren Händen ab. Vertrauen Sie ganz und gar auf Ihre Hände. Das, was Sie durch sie wahrnehmen, ist alles, was Sie wissen müssen. Nehmen Sie sich Zeit und untersuchen Sie Ihren Gegenstand: Wie fühlt er sich an? ... Wie ist die Oberfläche? ... Wie schwer und wie groß ist er? ... Wie ist seine Form? Gibt es besondere Merkmale ...? Versuchen Sie jeden Aspekt dieses Gegenstands mit Ihren Händen kennenzulernen. Wenn Sie bemerken, dass Ihre Gedanken abschweifen, lassen Sie die Gedanken vorbeiziehen und kehren mit Ihrer Aufmerksamkeit zum Gegenstand zurück. Seien Sie auch achtsam für Bewertungen* (Beenden Sie die Übung nach drei Minuten mit dem Gongschlag).

Holen Sie kurze Rückmeldungen zu der Übung ein

- **GL:** *Wie war diese Erfahrung für Sie?*

Verteilen Sie das Arbeitsblatt für die Hausaufgabe und beenden Sie die Stunde

- **Anmerkung:** Das Arbeitsblatt enthält eine Zusatzaufgabe. Verweisen Sie darauf, dass diese Aufgabe freiwillig ist.

Sitzung 11 – Wissen Sie, wie sich Ihr Alltag anfühlt?

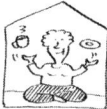

Kurzinfo:

- Der Tastsinn ist über die Haut unseres gesamten Körpers ausgebreitet. Die Intensität der Tastempfindungen ist jedoch an verschiedenen Körperstellen sehr unterschiedlich. Während die Fingerkuppen und die Zungenspitze sehr sensibel sind, ist die Tastempfindung am Rücken demgegenüber weniger ausgeprägt.
- Die Bedeutung des Tastsinns ist uns meistens jedoch gar nicht bewusst. Erst, wenn Verletzungen oder neurologische Beeinträchtigungen den Tastsinn stören, bemerken wir, wie wichtig er für uns ist. So bemerken wir z. B. sehr schnell, wie schwierig es ist, etwas zu greifen und zu tragen, wenn der Tastsinn der Hände nicht richtig funktioniert. Der Tastsinn hilft uns zusammen mit anderen Sinnen, uns im Raum fortzubewegen und unsere Lage (liegend, stehend, sitzend) zu bestimmen.
- Manchmal missachten wir die Wahrnehmung unseres Tastsinns regelrecht. Vielleicht kennen Sie das: Sie ziehen Kleider an, die eigentlich zu eng sind oder Sie ziehen Schuhe an, die aus einem harten Material gemacht wurden.

Hausaufgabe

- Machen Sie in der nächsten Woche eine Übung zum achtsamen Spüren, indem Sie **barfuß laufen**. Nehmen Sie sich **drei Minuten** Zeit. Benutzen Sie die Weckfunktion auf Ihrem Handy, um die Zeit der Übung einzuhalten – kürzen Sie die Übung also nicht ab, verlängern Sie sie auch nicht.
- Wenn es die Außentemperaturen erlauben: Gehen Sie raus und ziehen Sie die Schuhe aus. Gehen Sie barfuß im Gras oder im Wasser am Flussufer oder am See. Seien Sie konzentriert und nehmen Sie wahr, was Sie mit Ihren Füßen wahrnehmen. Wie fühlt sich dieser Moment an, welchen Boden haben Sie unter Ihren Füßen? Ist er kalt, warm, nass oder trocken? Ist er hart, weich, uneben oder vielleicht glatt? **Sie können diese Übung auch im Zimmer/zu Hause in der Wohnung durchführen.**
- Suchen Sie nun einen »neuen Boden«, der sich vom Ersten unterscheidet und lassen sie den Tastsinn erneut in den Vordergrund kommen. Was nehmen Sie jetzt mit Ihren Füßen wahr?

Zusatzaufgabe:

Wenn Sie mögen, achten Sie täglich jeweils ein paar Minuten lang auf die Wahrnehmungen Ihres Tastsinns. Sie können z. B. wahrnehmen, wie beim Duschen das warme Wasser über Ihren Körper rinnt. Sie können sich auf Ihre Wahrnehmungen konzentrieren, wenn Sie sich eincremen oder die Qualität der Stoffe Ihrer Kleidung erspüren.

Sitzung 12 – Eine kleine Geschichte: Heldenhaft

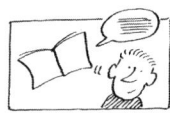

Ich möchte jetzt eine kurze Geschichte vorlesen. Ich bitte euch darum, achtsam zuzuhören. Nehmt bitte eine achtsame Haltung ein und konzentriert euch voll und ganz auf die Geschichte.

Dies ist eine wahre Geschichte und sie handelt von zwei Menschen, deren Haltung von vielen als heldenhaft bezeichnet wird. Kim Phúc ist eine der beiden. Viele Menschen behaupten, dass sie eine Heldin sei, weil sie in sehr bedrohlichen Situationen unvorstellbare Opfer bringen musste und trotz ihrer eigenen Schicksalsschläge für die Schwachen in der Gesellschaft kämpft – für die Kinder. Ihr Engagement und ihre Gelassenheit sind beeindruckend. Aber eine Heldin? Wahrscheinlich würde sie lachen und sagen, dass das Leben sie dahin gebracht hat, wo sie jetzt gerade ist. Wenn das heldenhaft ist, dann ist sie wohl eine Heldin. Das Bild von Kim Phúc ist wahrscheinlich eins der bekanntesten Bilder des modernen Journalismus, fotografiert in dem kleinen Dorf Trang Bang in Südvietnam am 8. Juni 1972, als Kim Phúc gerade neun Jahre alt war. Das Bild zeigt die verletzte Kim Phúc kurz nach dem Angriff amerikanischer Flugzeuge. Weil das Bild Wut bei den Lesern in den USA und in Europa auslöste, wurden die Stimmen gegen den Vietnamkrieg stärker – das Bild veränderte möglicherweise die Weltgeschichte. Kim Phúc sagt heute: »*Das Schreckliche, was an diesem Junitag 1972 passierte, ist zum Besten in meinem Leben geworden.*«[9] Aber wie kann das sein?

Vielleicht schauen wir gleich ein anderes Beispiel an: Der Mann, von dem im Folgenden die Rede ist, hatte in seinen letzten Lebensjahren graue, ja fast weiße Haare und trug oft bunt gemusterte Hemden. Sein Lächeln und seine Ausstrahlung beeindrucken bis heute viele Leute. Auch er wird von vielen Menschen als Held betrachtet. Er war der führende Anti-Apartheid-Kämpfer Südafrikas, der einen gewaltfreien Kampf für Freiheit führte und von 1994 bis 1999 der erste schwarze Präsident des Landes war. Wir sprechen natürlich von Nelson Mandela – ein Mann, der 27 Jahre in politischer Gefangenschaft festgehalten wurde, phasenweise völlig isoliert war und den Himmel nicht einmal durch ein Fenster anschauen durfte.

Wie schafften und schaffen es Menschen wie Kim Phúc und Nelson Mandela, sich nach diesen schweren Ereignissen und Schicksalsschlägen noch so zu engagieren und eine positive Lebenseinstellung zu bewahren?

Was meint ihr?

---

9 Aus »*Bilden och smärtan följer Kim Phúc genom livet*« [»Das Bild und der Schmerz begleiten Kim Phúc durch das Leben«], in der Schwedischen Tageszeitung *Dagens Nyheter*, publiziert online [www.dn.se] am 19.09.2009.

Sitzung 12 – Kommentare

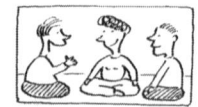

Thema der Sitzung: Annehmende Haltung und Akzeptanz

Struktur der Sitzung:

- Begrüßung und Gong (ca. 3 Minuten)
- Hausaufgabenbesprechung (ca. 15 Minuten)
- Basisübung (ca. drei Minuten) und Erfahrungsaustausch (ca. 5 Minuten)
- Geschichte und Diskussion (ca. 15 Minuten)
- Übung der Sitzung und Erfahrungsaustausch (ca. 15 Minuten)
- Neue Hausaufgabe verteilen, Beendigung der Sitzung und 3 x Gong (ca. 5 Minuten)

Anregungen für die Diskussion in der Gruppe nach der Geschichte

Besprechen Sie zuerst die Frage, die am Ende der Geschichte kommt.

- **GL:** *Wann haben Sie selbst eine nicht-veränderbare Situation akzeptieren können? Was hilft Ihnen, zu akzeptieren?*

Anmerkung:

- Menschen wie Kim Phúc und Nelson Mandela zeichnen sich dadurch aus, dass sie es geschafft haben, die schwierigen Situationen und Schicksalsschläge in ihrem Leben zu akzeptieren. Das heißt nicht, dass sie sie auch gutheißen, aber sie haben gelernt, die Tatsachen anzuerkennen und anzunehmen, wie sie sind.

    In einem Interview sagt Kim Phúc: »Ich habe vergeben und akzeptieren können. Deshalb bin ich jetzt frei ... Das Ereignis hat mich bescheiden gemacht. [...] Das, was mir als Kind damals passierte, hatte ich nicht selbst ausgesucht. Allerdings habe ich selbst entschieden, wie ich damit umgegangen bin und wie ich mein Leben danach lebe. Ich fühle solche Dankbarkeit aufgrund von dem, was ich bekommen habe und wie mein Leben heute ist.«[10]

- Wir alle können schwierige Situationen besser bewältigen und das Leiden vermindern, indem wir eine annehmende Haltung einnehmen und Gedanken wie »Ich würde lieber woanders sein«, »Es sollte aufhören, es ist nicht fair« loslassen. Solange wir hingegen gegen Tatsachen ankämpfen, können wir nicht weiter nach vorne schreiten. Wir bleiben in der Situation gefangen.

---

10 Ebd.

- Den Teilnehmern fällt es oft schwer, spontan eigene Beispiele von Akzeptanz zu benennen, obwohl sie Akzeptanz häufig eingesetzt haben, z. B. Akzeptanz hinsichtlich der eigenen Erkrankung oder hinsichtlich der Notwendigkeit, eine Behandlung aufzusuchen.
- In der Regel fangen wir an zu akzeptieren, wenn wir realisieren, dass die Situation sich tatsächlich nicht verändern lässt und dass es nichts nützt, weiter dagegen anzukämpfen.
- Es gibt aber natürlich auch Situationen, die veränderbar sind. Um sie zu verändern, müssen wir zuerst akzeptieren, dass die Situationen nicht so sind, wie wir sie gerne hätten – erst mit einer annehmenden Haltung ist Problemlösung möglich.
- Akzeptanz und eine annehmende Haltung sind unverzichtbarer Bestandteil jeder Achtsamkeitsübung. Regelmäßige Übung wird uns helfen, auch im Alltag eine annehmendere Haltung einzunehmen.

Führen Sie die Übung der Sitzung in der Gruppe durch

- **GL-Einleitung:** *In der folgenden Übung lenken wir unsere Aufmerksamkeit auf unseren Atem. Es ist eine leichte Abwandlung einer der Basisübungen. Wir zählen dabei die einzelnen Atemzüge, um unsere Konzentration noch besser aufrechterhalten zu können. Einatmen – »eins«, Ausatmen – »eins«, Einatmen – »zwei«, Ausatmen – »zwei«, Einatmen – »drei«, Ausatmen – »drei«. Wenn Sie bei »drei« angelangt sind, machen Sie eine kurze Pause, ohne die achtsame innere Haltung komplett zu verlassen. Lassen Sie etwas locker in Ihrer Konzentration. Wenn Sie möchten, lockern Sie sich auch kurz körperlich. Nach der kurzen Pause richten Sie Ihre Aufmerksamkeit wieder auf den Atem und zählen abermals Ihre Atemzüge bis drei. Dann machen Sie wieder eine kurze Pause usw. Wir werden uns insgesamt drei Minuten Zeit für diese Übung nehmen.*
- **GL-Haltung:** *Nehmen Sie jetzt bitte eine achtsame Haltung ein. Rutschen Sie auf der Sitzfläche nach vorne auf die Stuhlkante und achten Sie darauf, dass Ihre Wirbelsäule aufrecht ist – sie sollte sich selbst ohne Anstrengung tragen können. Beide Füße stehen auf dem Boden. Die Hände können Sie auf den Oberschenkeln oder in ihrem Schoß ruhen lassen. Ihr Blick ruht auf einem Punkt vor ihnen im Raum ohne ihn zu fixieren. Wir beginnen jetzt mit der Übung.*
- **GL-Orientierung:** *(Gongschlag) Nun vergegenwärtigen wir uns die innere achtsame Haltung. Wenn wir Achtsamkeit üben, üben wir anzunehmen, was ist. Wir versuchen, nichts wegzuschieben, was uns unangenehm erscheint und wir versuchen auch nicht festzuhalten an dem, was uns angenehm erscheint. Wir verweilen mit unserer Aufmerksamkeit im jeweiligen Augenblick. Dadurch kann jeder Augenblick neu entstehen.*
- **GL-Übung:** *Lenken Sie jetzt Ihre Aufmerksamkeit auf Ihren Atem und begleiten Sie Ihre Atemzüge mit dem Zählen. Begleiten Sie Ihren Atem, wie er natürlicherweise kommt und geht. Achten Sie auf den Wechsel zwischen der*

Konzentration auf den Atem und den Pausen nach drei vollständigen Atemzügen. Dann beginnen Sie jetzt ... (beenden Sie die Übung nach drei Minuten mit dem Gongschlag)

Holen Sie kurze Rückmeldungen zu der Übung ein

- **GL:** *Wie war diese Erfahrung für Sie? Wie haben Sie den Wechsel zwischen Konzentration auf den Atem und kurzer Pause erlebt?*
- **Anmerkung:** Es gibt auch die Möglichkeit, bis 7, 10 oder sogar 21 zu zählen. Die kürzeren Konzentrationsphasen helfen jedoch Anfängern, ihre Konzentration insgesamt besser halten zu können. Wenn die Teilnehmer später fortgeschrittener sind, ist es sinnvoll, das Zählen bis 7, 10 oder 21 auszudehnen.

Sitzung 12 – Akzeptanz statt »Kopf-durch-die-Wand«

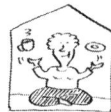

Kurzinfo:

- Eine annehmende Haltung ist besonders wichtig, wenn Situationen auftreten, die nicht veränderbar sind: Es können Situationen sein, die Alltagsfrust bei uns auslösen, oder aber auch Situationen, in denen wir mit einschneidenden Lebensereignissen konfrontiert werden, wie in dem Beispiel von Kim Phúc oder Nelson Mandela. Ob klein oder groß – es macht Sinn zu lernen, mit solchen Situationen umzugehen.
- Eine annehmende Haltung heißt *nicht*, dass wir aufgeben, resignieren oder passiv werden. Es bedeutet, dass wir die Situation so annehmen, wie sie im Moment ist und wir erkennen, dass wir unter den gegebenen Bedingungen nichts an der äußeren Situation verändern können. Eine Situation anzunehmen heißt auch nicht, dass wir sie gutheißen.
- Es ist nicht nur entscheidend zu wissen, *wie* bestimmte Fertigkeiten eingesetzt werden können, sondern auch *wann*. Problemlösung ist absolut sinnvoll, wenn die Situation beeinflussbar ist. Wenn wir sie aber nicht verändern können, zumindest nicht sofort, dann werden unsere Bemühungen, eine Problemlösung durchzuführen, plötzlich zu einer »Mit dem Kopf durch die Wand«-Strategie. Ziemlich bald werden wir dann wütend und erschöpft sein, weil wir die erwünschte Veränderung nicht erreichen, auch wenn wir bereit sind, mit viel Kraft und Energie dafür zu kämpfen.

Hausaufgabe

- Nehmen Sie sich **fünf Minuten** Zeit (verwenden Sie die Weckfunktion Ihres Handys). Suchen Sie einen ruhigen Ort und nehmen Sie eine achtsame Haltung ein. Nehmen Sie den Moment an, wie er ist und folgen Sie den Anleitungen nachdem Sie sich für eine der folgenden Alternativen entschieden haben:
  - **Alternative 1 – Atem beobachten im Sitzen:** Gehen Sie mit Ihrer Aufmerksamkeit zu Ihrem Atem wie er kommt und geht. Ihr Atem ist immer da. Beobachten Sie das Ein- und Ausströmen Ihres Atems. Spüren Sie den Atem, wie er einströmt, Sie durchflutet und in alle Ihre Zellen fließt. Nehmen Sie den Moment wahr, bevor Ihr Einatmen in Ausatmen übergeht. Der Atem ist Ihre Kraft und Stärke. Nun konzentrieren Sie sich auf Ihren Atem, wie er in diesem Augenblick in Ihren Körper hineinströmt. Beobachten Sie genau, wo im Körper sich Ihr Atem ausbreitet und ob Sie Veränderungen im Körper wahrnehmen. Beobachten Sie, wie Ihr Atem wie-

der hinausströmt. Begleiten Sie Ihren Atem, richten Sie Ihre ganze Aufmerksamkeit auf diese Aufgabe: Der Atem strömt ein und wieder aus.
- **Alternative 2 – Atem beobachten beim Gehen:** Stellen Sie sich zunächst ruhig hin und konzentrieren Sie sich auf Ihren Atem, wie er natürlicherweise kommt und geht. Behalten Sie Ihren natürlichen Atemrhythmus bei. Beginnen Sie dann nach einer Weile zu gehen und verbinden Sie Ihre Atemzüge mit den einzelnen Schritten: ein Schritt – einatmen, ein Schritt – ausatmen, ein Schritt – einatmen, ein Schritt – ausatmen usw. Ihr Atem ist immer bei Ihnen. Gewöhnen Sie sich daran, Ihren Atem zu beobachten. Verändern Sie nichts. Folgen Sie der Luft, wie sie ein- und ausströmt. Ihr Atem ist immer der Weg zurück zu sich selbst, durch den Atem finden Sie Ihre Kraft. Lenken Sie, so gut wie es Ihnen möglich ist, Ihre ganze Aufmerksamkeit auf diese Aufgabe: Der Atem strömt ein und wieder aus, und verbinden Sie Ihre Atemzüge mit den einzelnen Schritten.

Sitzung 13 – Eine kleine Geschichte: Diese ewige Selbstkritik

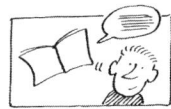

Ich möchte jetzt eine kurze Geschichte vorlesen. Ich bitte euch darum, achtsam zu zuhören. Nehmt bitte eine achtsame Haltung ein und konzentriert euch voll und ganz auf die Geschichte.

Laura saß, wie jeden Tag, mit einer Tasse Kaffee am Frühstückstisch. Sie liebte es, den Kaffee in Ruhe zu genießen. Heute nahm sie jedoch den Geschmack des Kaffees kaum wahr, stattdessen war sie tief in Gedanken versunken.

Sie konnte nicht aufhören, daran zu denken, was am Freitag passiert war. Sie hatte einen großen Auftrag an Land gezogen und am Nachmittag kam dann ihr Chef vorbei. Er meinte, sie habe eine hervorragende Arbeit gemacht. Aber irgendwie fiel es ihr, wie immer, schwer, wirkliche Freude zu empfinden.

Egal, was alles gut lief und wieviel Lob und Anerkennung sie auch bekam – nie konnte sie zufrieden mit sich sein. Immer blieb dieser Gedanke, nur ein »Schummelpaket« zu sein. Es war, als ob sie eine kleine Stimme im Hinterkopf hätte, die fortwährend zu ihr sagt:

Naja, das hättest Du aber besser machen können. Hast Du nicht doch einen Fehler gemacht? Wenn die anderen Dich erst besser kennen, dann merken sie, dass Du doch nicht so gut bist...

Als sie den Kaffee trank, überlegte sie, warum sie sich so oft selbst kritisiert und an ihrer Leistung zweifelt. Als der Chef zum Beispiel vorbeikam und ihre Leistung lobte, dachte sie sofort an alle Aufgaben, die sie noch nicht erledigt hatte und sie dachte an den Vertragsabschluss von heute und hatte Angst, etwas Wichtiges übersehen zu haben. Sie fühlte einen enormen Druck auf der Brust und war fast wie gelähmt. Dabei könnte sie sich doch einfach mal nur freuen.

Im Umgang mit anderen war es genauso. Auch da war sie manchmal in Sorge, etwas falsch gemacht zu haben. Sie war z. B. normalerweise sehr hilfsbereit und hatte meistens eine herzliche Beziehung zu den Kollegen, aber wenn es ihr nicht gut ging und der Stress zu stark war, dann konnte sie plötzlich sehr distanziert wirken und kurz angebunden sein. So wollte sie eigentlich nicht sein. Danach kam es vor, dass sie sich noch lange Vorwürfe machte und erstmal unsicher und zurückhaltend im weiteren Kontakt war.

Laura spürte, dass sie viel zu streng mit sich selbst ist und sich negativer sieht, als sie ist, aber sie konnte das nicht einfach »abstellen«. Und außerdem ist es doch auch gar nicht so verkehrt, sich zu bemühen, alles richtig zu machen und niemanden zu verletzen, dachte Laura. Wir müssen doch selbstkritisch mit uns sein, damit wir aus unseren Fehlern lernen und uns weiterentwickeln, oder?

Was meint Ihr?

Sitzung 13 – Kommentare

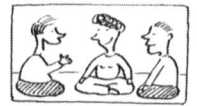

Thema der Sitzung: Mitgefühl und Selbstmitgefühl entwickeln und stärken

Struktur der Sitzung:

- Begrüßung und Gong (ca. 3 Minuten)
- Hausaufgabenbesprechung (ca. 15 Minuten)
- Basisübung und Erfahrungsaustausch (ca. 8 Minuten)
- Geschichte und Diskussion (ca. 15 Minuten)
- Übung der Sitzung und Erfahrungsaustausch (ca. 15 Minuten)
- Neue Hausaufgaben verteilen, Beendigung der Sitzung und 3 x Gong (5 Minuten)

Benötigte Materialien: Keine

Anregungen für die Diskussion in der Gruppe nach der Geschichte

Besprechen Sie zuerst die Frage, die am Ende der Geschichte kommt.

- GL: *Gibt es hilfreiche Selbstkritik? Wann ist Selbstkritik auf jeden Fall nicht hilfreich?*
- GL: *Welche Erfahrungen haben Sie selbst mit wiederholter und starker Selbstkritik? Wie beeinflusst Selbstkritik Ihr Verhalten? Wie beeinflusst es Ihre Beziehungen? Welche Auswirkungen hat Selbstkritik auf Ihr Wohlbefinden?*
- GL: *Eine Alternative zur Selbstkritik ist Selbstmitgefühl zu entwickeln. Wann haben Sie schon einmal Mitgefühl sich selbst gegenüber gespürt? Wie war diese Erfahrung? Inwiefern könnte Selbstmitgefühl für Laura hilfreich sein? Wie könnte sich Selbstmitgefühl auf ihr Denken und Handeln auswirken?*

Anmerkung:

- Jeder denkt oder sagt manchmal etwas Selbstkritisches. Im besten Fall motiviert uns Selbstkritik, unser Verhalten zukünftig in die gewünschte Richtung zu verändern, aber wenn die Selbstkritik wiederholt auftritt und so stark ist, dass sie die Form von Selbstabwertung annimmt, dann wissen wir, dass sie zu negativen Gefühlen führt und ausgeprägte Selbstwertstörungen und andere psychische Probleme auftreten können.
- Eine Alternative zur Selbstkritik und v. a. Selbstabwertung ist, die Wirklichkeit – ohne sie zu bewerten – zu beschreiben und mit der ganzen Aufmerk-

samkeit im Hier und Jetzt zu sein, ohne ständige Vergleiche zu machen (▶ Sitzung 2).
- Eine andere Möglichkeit besteht darin, (Selbst-) Mitgefühl zu entwickeln. Mitgefühl beinhaltet verschiedene Aspekte wie Empathie, Verständnis, Wärme und Freundlichkeit sich selbst und anderen gegenüber, darüber hinaus geben Studienergebnisse Hinweise darauf, dass sich Mitgefühlstraining positiv auswirkt auf z. B. Wohlbefinden, Immunfunktionen, Reduktion von Depression und Angst (Lutz et al., 2008; Gilbert und Procter, 2006). Für weitere Informationen zu Mitgefühl lesen Sie auch Kapitel 1.8.
- Durch das Erwecken von Mitgefühl nimmt das Bedürfnis ab, kritisch im negativen Sinne sich selbst und anderen gegenüber zu sein. Mitgefühl stärkt stattdessen eine offene und neugierige Haltung. Wir sind fähig, Feedback anzunehmen und auch selbst unser Verhalten offen und ehrlich zu reflektieren, um dadurch etwas zu lernen. Mitgefühl kann deshalb auch dazu führen, dass man sich als Mensch weiterentwickelt, statt sich ständig zu rechtfertigen und sich Sorgen zu machen (Lynch, 2018).
- Die Entwicklung von Mitgefühl sich selbst gegenüber fällt einigen Patienten, wie Laura in der Geschichte, besonders schwer. Sie haben es nicht gelernt, wohlwollend auf sich selbst zu schauen, sich zu erlauben, dass es ihnen gut gehen darf oder freundlich sich selbst gegenüber zu sein, gerade dann, wenn sie es am meisten brauchen – wenn Schwierigkeiten und Hindernisse entstanden sind. Sie bedürfen besonderer Validierung, d. h. das Entgegenbringen von Verständnis dafür und gleichzeitig Ermutigung, daran zu arbeiten, Wohlwollen sich selbst entgegen zu bringen.
- Es gibt verschiedene Methoden, die Entwicklung von Mitgefühl zu fördern, und es gibt mittlerweile zahlreiche Literatur zu diesem Thema, nicht zuletzt auch die Compassion Focused Therapy von Paul Gilbert (▶ Kap. 1.8). Im Folgenden stellen wir eine Möglichkeit vor. In der Übung lassen wir bewusst offen, welche Form von Mitgefühl erspürt wird: Mitgefühl sich selbst gegenüber, Mitgefühl durch andere uns gegenüber oder Mitgefühl von mir für andere. Es geht darum, überhaupt mit der Qualität von Mitgefühl in Kontakt zu kommen.

Führen Sie die Übung der Sitzung in der Gruppe durch

- **GL-Anleitung:** *Wir gehen davon aus, dass alle Menschen schon einmal ein Gefühl von Freundlichkeit und Wärme in ihrem Leben gespürt haben. Wir gehen auch davon aus, dass alle Menschen fähig sind, Mitgefühl zu entwickeln und dieses Gefühl kennen. Um Mitgefühl im gegenwärtigen Moment zu entwickeln ist es hilfreich, sich an entsprechende Situationen zu erinnern. Viele Menschen erleben dabei ein Gefühl von Entspannung und Beruhigung. Setzen Sie sich jedoch nicht unter Druck. Manchmal geht es nur darum, zunächst einmal die Idee von Mitgefühl in sich zu erwecken, ohne dass wir es bereits richtig spüren können.*

- **GL-Haltung und Orientierung:** *Setzen Sie sich so hin, dass Sie sich so gut wie möglich entspannen können. Konzentrieren Sie sich zunächst auf Ihren Atem, wie er kommt und geht, lassen Gedanken und Geräusche vorbeiziehen, ohne an ihnen zu haften ... Wenn es Ihnen möglich ist, schließen Sie die Augen ... und vielleicht bemerken Sie, wie mit jedem Ausatmen ein bisschen mehr Anspannung von Ihnen abfällt und Sie mehr und mehr zur Ruhe kommen*
- **GL-Übung:** *Stellen Sie sich nun eine Situation vor, in der Sie Mitgefühl empfunden haben. Vielleicht denken Sie an eine Person oder ein Haustier, das sie mögen, oder vielleicht denken Sie unabhängig von einer bestimmten Person oder einem Tier an eine Situation, in der sie starke Gefühle von Freundlichkeit und Wärme spürten. Es kann eine Situation aus der letzten Woche sein, oder auch eine Situation, die weiter zurückliegt. Manchmal kann ein bestimmtes Lied oder ein bestimmter Platz mit Mitgefühl verbunden sein, z. B. eine Kirche oder ein Platz in der Natur. Lassen Sie jetzt das innere Bild von dieser Person, dem Platz oder dem Tier so lebendig wie möglich werden. Wer oder was ist anwesend? Was sehen Sie? Was hören Sie? Welche Gedanken gehen Ihnen durch den Kopf? Was spüren Sie körperlich? Dehnen Sie dieses Gefühl aus. Lassen Sie es mehr und mehr heranwachsen. (nach einer kleinen Pause) Und Sie bewahren sich diesen Eindruck von Mitgefühl, wenn Sie jetzt langsam mit Ihrer Aufmerksamkeit zurück in den Raum kommen und die Augen öffnen. Wenn Sie möchten, recken und strecken Sie sich.*

Holen Sie kurze Rückmeldungen zu der Übung ein

- **GL:** *Haben Sie ein Bild oder eine Situation gefunden? Wie war/ist diese Erfahrung für Sie? Wo im Körper nahmen/nehmen Sie Mitgefühl wahr? Was hat sich vielleicht körperlich verändert?*

Anmerkung:

- Wenn jemand Schwierigkeiten damit hat, Mitgefühl zu spüren, erinnern Sie die Person daran, dass die Erweckung von Mitgefühl manchmal Übung benötigt. So geht es zunächst erst einmal darum, sich mit der Idee von Mitgefühl vertraut zu machen. Schwierigkeiten damit, Mitgefühl spontan zu spüren, zeigen jedoch, dass es besonders wichtig ist, daran zu arbeiten. Sie zeigen, dass alte Muster, streng, fordernd und abwertend zu sein, noch stark verankert sind. Das Entwickeln von Mitgefühl braucht dann Übung.
- Berichten Teilnehmer von Situationen, in denen sie Mitgefühl für andere gespürt haben, ist das ein Zeichen, dass die Person die Fähigkeit besitzt, Mitgefühl zu entwickeln. Unterstützen Sie dann die Person darin, an Mitgefühl weiter zu arbeiten – auch an Mitgefühl für sich selbst.
- Berichten Teilnehmer von Situationen, in denen sie erlebt haben, dass andere Mitgefühl für sie gezeigt haben: Fragen Sie nach, wie diese Erfahrung war und wie sie es geschafft haben, dieses Mitgefühl anzunehmen. Auch das An-

nehmen von Mitgefühl der Anderen verlangt Selbstmitgefühl: Ich nehme an, dass andere Mitgefühl für mich haben und mir entgegen bringen.

Verteilen Sie das Arbeitsblatt für die Hausaufgabe und beenden Sie die Stunde.

Sitzung 13 – Ab heute nur noch mit Mitgefühl ...

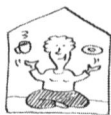

Kurzinfo:

- Mit Mitgefühl ist gemeint, Empathie, Verständnis, Wärme und Freundlichkeit sich selbst und anderen Menschen gegenüber zu zeigen. Dies ist besonders wichtig, wenn wir auf Schwierigkeiten und Hindernisse stoßen.
- Mehrere Untersuchungen haben in den letzten Jahren gezeigt, dass eine Verbesserung des Mitgefühls die Lebensqualität und das Wohlbefinden verbessert und psychische Beschwerden reduziert. Ganz besonders wird die Arbeit mit Mitgefühl für Menschen empfohlen, die unter starken Schamgefühlen und starker Selbstkritik leiden.
- Wir gehen davon aus, dass alle Menschen irgendwann in ihrem Leben ein Gefühl von Freundlichkeit und Wärme erlebt haben. Wir denken auch, dass alle Menschen Mitgefühl kennen und erlebt haben. Es ist hilfreich, sich daran zu erinnern. Wenn Sie sich an diese Erfahrungen erinnern, wird es auch im aktuellen Augenblick einfacher für Sie, Mitgefühl zu entwickeln. Für viele Menschen ist diese Erfahrung mit körperlichen Veränderungen verbunden, z. B. mit einem Gefühl von Wärme in der Brust und von Entspannung.
- Mitgefühl für sich selbst zu entwickeln ist genauso wichtig, wie für andere, und das nennen wir Selbstmitgefühl.

Hausaufgabe

1. **Wiederholen Sie die Übung aus der Sitzung und versuchen Sie, Mitgefühl mit Hilfe eines inneren Bildes zu erzeugen.** Lesen Sie den Text zunächst durch und nehmen Sie sich dann Zeit, ein entsprechendes Bild oder eine entsprechende Erinnerung wachzurufen. Sie können den Text auch lesen und mit ihrem Handy aufnehmen, um ihn dann abzuspielen:
   - Setzen Sie sich so hin, dass Sie sich so gut wie möglich entspannen können. Sie konzentrieren sich auf Ihren Atem, wie er kommt und geht, lassen Gedanken und Geräusche vorbeiziehen, ohne an ihnen zu haften... Wenn es Ihnen möglich ist, schließen Sie die Augen...und vielleicht bemerken Sie, wie mit jedem Ausatmen ein bisschen mehr Anspannung von Ihnen abfällt und Sie mehr und mehr zur Ruhe kommen
   - Stellen Sie sich nun eine Situation vor, in der Sie Mitgefühl empfunden haben. Vielleicht denken Sie an eine Person oder ein Haustier, das sie mögen, oder vielleicht denken Sie unabhängig von einer bestimmten Person oder einem Tier an eine Situation, in der sie starke Gefühle von Freundlichkeit und Wärme spürten. Es kann eine Situation aus der letzten Woche

sein, oder auch eine Situation, die weiter zurückliegt. Manchmal kann ein bestimmtes Lied oder ein bestimmter Platz mit Mitgefühl verbunden sein, z.B. eine Kirche oder ein Platz in der Natur. Lassen Sie jetzt das innere Bild von dieser Person, dem Platz oder dem Tier so lebendig wie möglich werden. Wer oder was ist anwesend? Was sehen Sie? Was hören Sie? Welche Gedanken gehen Ihnen durch den Kopf? Was spüren Sie körperlich? Dehnen Sie dieses Gefühl aus. Lassen Sie es mehr und mehr heranwachsen. (Geben Sie sich jetzt Zeit, die Vorstellung auf sich wirken zu lassen)
- Und zum Abschluss bewahren Sie sich diesen Eindruck von Mitgefühl, wenn Sie jetzt langsam mit Ihrer Aufmerksamkeit zurück in den Raum kommen und die Augen öffnen. Wenn Sie möchten, recken und strecken Sie sich.

2. **Wenn Sie möchten, probieren Sie die folgende Übung aus. Diese Übung nennt sich Metta-Meditation (Engl. *Loving Kindness Meditation*).** In der Metta-Meditation üben wir, eine freundliche und wohlwollende Haltung uns selbst und anderen gegenüber einzunehmen, wir üben es, Wärme und Mitgefühl zu entwickeln. Dabei arbeiten wir mit wohlwollenden Sätzen und Wünschen, die wir uns selbst entgegenbringen oder für jemand anderen wünschen und aussprechen.
- Erinnern Sie sich zuerst daran, dass Menschen Wärme, Freundlichkeit und Mitgefühl spüren können – auch Sie. Erinnern Sie sich daran, dass Sie diese Fähigkeit trainieren können. Je mehr Sie trainieren, desto einfacher bekommen Sie einen Zugang dazu.
- Nehmen Sie jetzt eine für sich bequeme und angenehme achtsame Haltung ein. Konzentrieren Sie sich auf Ihren Atem, wie er kommt und geht, ohne ihn verändern zu wollen. Lassen Sie Gedanken und Geräusche vorbeiziehen, ohne an ihnen zu haften. Wenn es Ihnen möglich ist, schließen Sie die Augen ... und vielleicht bemerken Sie, wie mit jedem Ausatmen ein bisschen mehr Anspannung von Ihnen abfällt und Sie mehr und mehr zur Ruhe kommen.
- Legen Sie dann Ihre Hände auf Ihre Oberschenkel und drehen Sie, wenn Sie mögen, Ihre Handflächen nach oben, um eine offene Haltung einzunehmen verbunden mit dem Wunsch, Wärme und Freundlichkeit zu entwickeln und weiterzugeben. Versuchen Sie auch, Ihre Mundwinkel leicht nach oben zu ziehen, um ein leichtes Lächeln zu zaubern. Beobachten Sie, ob Sie Wärme und Freundlichkeit im Körper entstehen lassen können. Wenn Sie etwas Hilfe brauchen, könnten Sie an eine Person denken, für die Sie warme und freundliche Gefühle kennen. Oder vielleicht denken Sie an ein Tier oder einen bestimmten Platz, wie z.B. eine Kirche oder einen Platz in der Natur. Lassen Sie ein inneres Bild entstehen, so dass Wärme und Freundlichkeit sich ausdehnen können.
- Suchen Sie sich jetzt eine Person aus – sich selbst, oder, wenn das nicht geht, eine Person, die Sie mögen. Formulieren Sie nun einige wohlwollende und freundliche Wünsche für diese Person – sich selbst oder eine Person, die Sie mögen. Sagen Sie dann diese Wünsche leise für sich selbst (Anmerkung: Sie können auch andere wohlwollende Sätze formulieren):

- Möge ich (oder sie/er) glücklich sein.
- Möge ich Frieden in mir spüren.
- Möge ich (oder sie/er) gesund sein.
- Möge ich (oder sie/er) mich sicher fühlen (Linehan 2015b, S. 70).
– Atmen Sie ruhig ein und aus. Fahren Sie dann fort und sprechen Sie die Sätze erneut für einige Minuten immer wieder langsam nacheinander aus:
  - Möge ich (oder sie/er) glücklich sein.
  - Möge ich Frieden in mir spüren
  - Möge ich (oder sie/er) gesund sein.
  - Möge ich (oder sie/er) mich sicher fühlen.
– Wenn Sie diese Übung beenden, bewahren Sie sich den Eindruck von Wärme und Freundlichkeit. Beobachten Sie in Ruhe, wo im Körper Sie die Wärme wahrnehmen und beobachten Sie auch Ihre Gefühle, die Sie damit verbinden.

Kleiner Tipp:
– Wenn wir vertrauter sind mit dieser Übung, können wir sie ausdehnen und auch auf für uns neutrale Mitmenschen und sogar auf Menschen, die wir nicht mögen und mit denen wir es schwer haben, anwenden.
– Es gibt auch angeleitete Metta-Meditationen auf Youtube.

Überlegen Sie, welche Erfahrungen Sie mit der Metta-Meditation gemacht haben:

- Was haben Sie während der Übung im Körper wahrgenommen?
- Welche Gedanken und Gefühle verbinden Sie mit Wärme, Freundlichkeit und Mitgefühl?
- Haben Sie sich durch die Übung entspannen können?
- Hat sich etwas an der Art und Weise verändert, wie Sie über sich selbst oder andere denken? Was passiert mit den Impulsen, sehr kritisch oder selbstkritisch zu sein?
- Selbstverständlich kann es schwierig sein, Wärme und Freundlichkeit oder auch Mitgefühl zu entwickeln. Welche Schwierigkeiten haben Sie selbst wahrgenommen? Haben Sie etwas gelernt, das Ihnen für Ihr weiteres Üben helfen kann?
- Für den Fall, dass Sie Traurigkeit während der Übung erlebt haben:
  – Gefühle von Traurigkeit sind nicht ungewöhnlich während dieser Übung, weil es ja schwierig sein kann, Mitgefühl spüren und zulassen zu können.
  – Die Traurigkeit bedeutet nicht, dass die Übung »nicht funktioniert« hat, sondern eher, dass die Übung für die meisten Menschen von großer Bedeutung ist.
  – Die Traurigkeit kann auch entstehen, wenn eine Person merkt, dass Mitgefühl im Leben oft gefehlt hat. Vergessen Sie aber nicht, dass diese Tatsache durch die Übung verändert werden kann.

III   Umgang mit Schwierigkeiten

1 Schwierigkeiten beim Üben

Das Üben von Achtsamkeit erfordert, dass wir uns von alten und gewohnten Denk- und Verhaltensmustern lösen. Das kann spontan als angenehm erlebt werden, zu anderer Zeit aber genauso irritierend sein, uns mit Empfindungen, Gedanken und Gefühlen konfrontieren, die wir sonst gar nicht wahrnehmen und die nicht immer angenehm sind. Achtsamkeit ist ungewohnt und wir werden bemerken, dass es uns nicht zu jeder Zeit gleichermaßen gelingt, uns auf die Übung einzulassen. Wir versuchen im Folgenden, auf häufige Rückmeldungen im Zusammenhang mit erlebten Schwierigkeiten einzugehen. Einige der hier berichteten Probleme sind dabei ganz allgemeintypisch, andere stammen aus unseren Erfahrungen mit besonders belasteten Patienten wie zum Beispiel Patienten mit Traumaerfahrung oder Borderline-Persönlichkeitsstörung.

- Teilnehmer: *Ich bin mit meinen Gedanken immer abgeschweift ...*
  GL: *Sie haben also gemerkt, dass Sie mit Ihren Gedanken abgeschweift sind – prima, in diesem Moment waren Sie achtsam! Sie kennen es sicherlich alle, diese Momente, in denen Sie plötzlich merken, dass Sie in Gedanken waren. Das ist ganz normal. Zu merken, dass Sie abgelenkt waren, ist ein Moment der Achtsamkeit. Es ist ein Effekt von Achtsamkeit, immer öfter und schneller zu merken, wenn wir mit unseren Gedanken abschweifen und es gelingt uns immer besser, mit unserer Aufmerksamkeit zum Augenblick zurückzukommen.*
  GL: *Wenn Sie Schwierigkeiten haben, sich zu konzentrieren, können Sie ausprobieren, ob Sie sich mit offenen oder geschlossenen Augen etwas besser konzentrieren können.*
  Kommentar: Achten Sie auch auf Hinweise der Teilnehmer hinsichtlich einer Erwartung, »richtige« Achtsamkeit bedeute, keine Gedanken mehr zu haben. Wenn auch regelmäßige Achtsamkeitspraxis unsere Gedanken beruhigt, ist es eine irrtümliche Annahme, Gedanken würden ganz verschwinden. Vielmehr ist es so, dass wir daran arbeiten, Gedanken nicht weiter zu verfolgen, wenn sie auftauchen, sondern sie kommen und wieder gehen zu lassen.
- Teilnehmer: *Ich mache es »falsch«! Es hat nicht »geklappt«!*
  GL: *Was genau meinen Sie damit (nicht geklappt/falsch)?*
  GL: *Meinen Sie vielleicht, dass etwas nicht so war, wie Sie es erwartet hatten? Ein Ziel der Übung ist auch, sich frei zu machen von Erwartungen. Jede Erfahrung ist, wie sie ist. Damit üben wir die annehmende Haltung. Setzen Sie sich nicht unter Druck. Nehmen Sie jede Erfahrung mit Interesse auf!*

GL: *Tatsächlich ist es auch so, dass sich die Effekte von Achtsamkeit mitunter erst nach einiger Zeit zeigen. Die Erfahrungen mit den Übungen können sich auch von mal zu mal sehr unterscheiden. Das ist normal. Ganz achtsam zu sein bedeutet nicht, sich nach jeder Übungseinheit besser zu fühlen. Ganz im Gegenteil: Manchmal kommen wir in Kontakt mit sehr schmerzhaften Gefühlen, Empfindungen und Verwirrung. In der Achtsamkeit üben wir, sie wahrzunehmen und zu beobachten, ohne uns mit Ihnen zu identifizieren. Dadurch bekommen wir Distanz zu unseren Gefühlen. Das gelingt uns natürlicherweise nicht immer gleich gut.*

- **Teilnehmer:** *Ich finde die Übungen langweilig.*

  GL: *Langeweile spiegelt unser häufiges Verlangen und Bedürfnis nach immer neuen Reizen. Wenn wir diesem Bedürfnis stetig nachgeben, entfernen wir uns jedoch immer weiter von uns selbst. Achtsamkeit hat dagegen zum Ziel, das Bewusstsein für uns (und für die Dinge um uns herum) zu erhöhen. Das bedeutet mitunter, in Kontakt zu kommen mit unangenehmen Gefühlen wie z. B. Langeweile. Diese können wir zum Gegenstand der Betrachtung machen. Üben Sie sich in einer annehmenden Haltung. Was passiert, wenn Sie Ihrem Drängen nach Abwechslung nicht nachgeben? Bleibt das Gefühl von Langeweile oder Unruhe immer gleich oder verändert es sich?*

  GL: *Spontan erscheint es natürlich leichter, sich einfach abzulenken. Was würden Sie aber sagen: Was passiert, wenn wir uns immer ablenken bei unangenehmen Gefühlen? Wenn wir uns einfach ablenken, lernen wir nicht wirklich, damit umzugehen und Abstand zum Gefühl zu bekommen. Wir vermeiden einfach den Umgang damit. Aber hilft Ihnen das auch langfristig?*

- **Teilnehmer:** *Mir geht es beim Üben noch schlechter als vorher!*

  GL: *Was genau heißt »schlechter«?*

  Kommentar: Häufig berichten die Teilnehmer in diesem Zusammenhang, dass ihre Unruhe zugenommen hat oder sie in Kontakt mit für sie unangenehmen Gefühlen gekommen sind. Lesen Sie hierfür die Ausführungen zu den vorherigen Punkten.

- **Teilnehmer:** *Ich bin so unruhig/angespannt. Ich kann mich beim Üben nicht entspannen.*

  GL: *Achtsamkeitspraxis zu machen, wenn wir sehr unruhig/angespannt sind, ist wirklich eine große Herausforderung. Die Erfahrung, dass Achtsamkeitspraxis helfen kann, uns zu beruhigen, kommt mitunter erst nach einiger Zeit der Übung. Im eigentlichen Sinne ist sie auch keine Entspannungsübung, sondern wir üben, uns von unseren Wahrnehmungen zu distanzieren, indem wir diese achtsam beobachten. Die Regel ist: Sie konzentrieren sich immer so gut, wie Sie es momentan können. Versuchen Sie nichts zu erzwingen. Nehmen Sie Ihre Unruhe/Anspannung wahr und treten Sie innerlich einen Schritt zurück. Seien Sie aufmerksam auch für kleinste Veränderungen. Machen Sie sich klar: Nichts ist von Dauer. Üben Sie sich auch und gerade in schwierigen Momenten in einer annehmenden Haltung.*

  GL: *Es ist wichtig, Schwierigkeiten (z. B. Anspannung) nicht zu meiden. Wir können den Umgang damit nicht lernen, wenn wir Ihnen aus dem Weg gehen. Dennoch ist es möglich, dass Sie sich am Anfang Zeiten für Ihre Praxis wählen, in denen Sie so entspannt wie möglich sind. Mit zunehmender Übung sollten Sie jedoch versuchen, sich mit jeder Form von Schwierigkeiten auseinander zu setzen.*

- Teilnehmer: *Die Geräusche im Raum/draußen haben mich so gestört.*
  GL: *In der Tat sind Geräusche eine große Herausforderung, wenn wir noch wenig Erfahrung mit Achtsamkeit haben. Deshalb ist es hilfreich, am Anfang in einer ruhigen und möglichst störungsarmen Umgebung zu üben. Aber was machen wir, wenn doch Geräusche auftauchen? Wir machen das, was wir immer machen, wenn unsere Aufmerksamkeit durch etwas anderes gefangen wird: Wir lassen sie kommen und gehen. Das kann manchmal sehr schwierig sein. Dann können wir ein paar Momente unsere Aufmerksamkeit auf die Geräusche lenken, bis es uns wieder möglich ist, zum ursprünglichen Fokus zurückzukehren.*

- Teilnehmer: *Wenn ich Achtsamkeit übe, dissoziiere ich nach kurzer Zeit.*
  GL: *Wenn Sie dissoziieren, können Sie kaum etwas Neues lernen. Es ist deshalb wichtig, dass Sie Fertigkeiten anwenden, um Dissoziationen entgegenzuwirken. Welche Fertigkeiten kennen Sie schon?*
  GL: *Wenn Sie während einer Übung dissoziieren, ist es in diesem Moment so. Diesen Zustand kennen Sie und Sie tun ihr Bestes, um dem entgegenzuwirken. Wenn Sie vertrauter mit den Übungen werden, wird auch die Dissoziation nachlassen, denn Achtsamkeit ist das Gegenteil von Dissoziation.*
  GL: *Dissoziation kann besser kontrolliert werden, wenn Frühwarnsignale[11] rechtzeitig wahrgenommen werden – schon hier kann Achtsamkeit hilfreich sein. Setzen Sie so früh wie möglich Fertigkeiten ein, die Dissoziation entgegenwirken (Beispiele: kaltes Wasser ins Gesicht, etwas Scharfes kauen oder die Muskeln durch Bewegung aktivieren; siehe hierzu auch Modul »Stresstoleranz« in Bohus und Wolf-Arehult 2013).*
  GL: *Manchmal kann es hilfreich sein, wenn Sie Achtsamkeitsübungen im Stehen oder Gehen durchführen oder Achtsamkeitsübungen wählen, die eine muskuläre Tätigkeit beinhalten, z. B. Achtsames Gehen, oder Sie könnten versuchen, ein Fenster achtsam zu putzen oder achtsam zu kochen.*

---

11 Die ersten Anzeichen einer Dissoziation, d. h. Frühwarnzeichen, können verschiedene, schwach ausgeprägte Symptome sein, die ankündigen, dass sich ein schwerer dissoziativer Zustand entwickelt, z. B. ein schwaches Gefühl von Taubheit in den Beinen oder Armen, eine Art von »Wegtreten«, bei dem es schwierig wird, sich auf Geschehnisse in der Umgebung zu konzentrieren, die Umgebung wie hinter einer Glaswand erleben usw.

2 Schwierigkeiten in der Gruppensituation

Neben den individuellen Schwierigkeiten beim konkreten Üben der Achtsamkeit treten wiederholt Situationen im Ablauf der Gruppe auf, die von den Gruppenleitern Beachtung und entsprechendes Handeln verlangen.

Situation: Eine Person ruft kurz vor der Sitzung an und sagt, dass sie nicht kommen kann

- Akzeptieren Sie nicht sofort, dass die Person nicht kommen kann. Fragen Sie immer nach den Gründen: *Warum können Sie nicht kommen?*
- Sprechen Sie Gefühle an: *Wenn Sie im Moment starke Angst vor Menschen haben, ist es natürlich mit viel Angst verbunden, in die Gruppe zu kommen.*
- Sprechen Sie die Ziele der Person und die Konsequenzen des Wegbleibens an: *Wissen Sie noch, welches Ziel Sie bei mir im Vorgespräch angegeben haben? Heute werden Sie zunächst eine Erleichterung verspüren, wenn Sie nicht kommen, aber nächste Woche wird es Ihnen noch schwerer fallen, in die Gruppe zu kommen. Wollen Sie das?*
- Es ist wichtig zwischen Gründen, die akzeptabel sind (z. B. Krankheit oder berufliche Gründe), und solchen, die nicht akzeptabel sind (z. B. Unlust), deutlich zu unterscheiden: *Ich höre, dass sie total erkältet sind (akzeptabel); Sie sagen, dass Sie heute müde sind. Ich finde es sinnvoll, dass Sie auf Ihre Grenzen achten. Gleichzeitig haben Sie versprochen, regelmäßig zur Gruppe zu kommen... Was machen wir? (eher nicht akzeptabel)*
- Machen Sie immer deutlich, dass Ihnen diese Person (und deren Teilnahme) in der Gruppe wichtig ist, drücken Sie die eigene Enttäuschung aus: *Ich fände es wirklich schade, wenn Sie heute nicht kommen. Ich denke, dass dieses Thema für Sie ganz wichtig ist..., weil...* (Beziehen Sie sich auf die im Vorgespräch von dem Patienten geschilderten Probleme und Ziele.)

Situation: Eine Person kommt zu spät

- Wenn jemand zum ersten Mal zu spät kommt, ist es wichtig, nicht zu aversiv zu reagieren. Viele Teilnehmer haben vielleicht aufgrund von z. B. sozialen Ängsten, agoraphobischen Ängsten oder depressiver Symptomatik Schwierigkeiten, in die Gruppe zu kommen. Fragen Sie dennoch nach, warum jemand nicht pünktlich war. Auch wenn die Unpünktlichkeit unvermeidbar oder unverschuldet zustande kam, bedeutet sie eine Störung des Gruppenablaufs

und sowohl die Teilnehmer als auch die Gruppenleiter können eine Erklärung erwarten. Komplexe Probleme sollten in einem Einzelgespräch besprochen werden.
- Kommt jemand wiederholt zu spät, kann dies ein Zeichen dafür sein, dass ein Commitment-Problem vorliegt (wenn es nicht auch sonst Anzeichen für Probleme des Zeitmanagements gibt). Sprechen Sie den Teilnehmer nach der Stunde darauf an und informieren Sie den Einzeltherapeuten (▶ Kap. 2.3).

Situation: Eine Person sagt, dass sie ihre Hausaufgaben nicht gemacht hat

- Behalten Sie eine nicht-bewertende Haltung. Fragen Sie genau nach und klären Sie den genauen Sachverhalt. Was genau ist passiert: Hat die Person versucht, die Hausaufgabe durchzuführen, hatte aber Schwierigkeiten damit? Hat sie die Hausaufgabe vergessen? Leidet sie unter wiederholter »Vergesslichkeit«? Hat Sie die Hausaufgabe gemacht, denkt aber, sie habe sie falsch gemacht? War die Aufgabe zu schwierig für die Person/für die Gruppe? Lag ein Verständnisproblem vor? Hat die Person ein motivationales Problem?
- Klären Sie bei Bedarf, was die Person braucht, um zukünftig die Hausaufgaben wie vorgesehen machen zu können.

Situation: Eine Person dissoziiert im Verlauf der Sitzung

- Grundsätzlich ist jeder Teilnehmer aufgefordert, Dissoziationen selbstständig zu beenden. Der Umgang damit wird bereits im Aufnahmegespräch besprochen. Bei stark ausgeprägten dissoziativen Zuständen sollten Sie als Gruppenleiter intervenieren (Sprechen Sie den Teilnehmer laut mit Namen an; setzen Sie akustische Reize z. B. durch Klatschen der Hände am Ohr des Teilnehmers).
- *Achtung:* Vermeiden Sie zu viel Aufmerksamkeit. Diese könnte verstärkend für weitere Dissoziationen sein.
- *Machen Sie sich auch klar:* Es passiert nichts, was nicht auch sonst im Alltag des betreffenden Teilnehmers passiert. Mit einer annehmenden Haltung und zunehmender Vertrautheit mit Achtsamkeit nimmt Dissoziation erfahrungsgemäß ab.

Situation: Eine Person leidet unter starker Anspannung

- Ist es schon bekannt, dass der Teilnehmer häufig starke Anspannung erlebt, sollten die wichtigsten Fertigkeiten zum Umgang damit schon im Aufnahmegespräch besprochen und festgelegt werden (siehe Modul »Stresstoleranz« in Bohus und Wolf-Arehult 2013).
- Loben Sie die Person dafür, dass sie trotz allem in die Gruppe gekommen ist. Die Person sollte dazu motiviert werden, ihre Fertigkeiten einzusetzen, die

sie kennt. Bei Bedarf und nach Absprache kann sie auch die Gruppe kurz verlassen (▶ Kap. 2.4).
- Auch hier ist die annehmende Haltung zentral: Wir üben, mit dem zu sein, was jetzt ist. Es gibt kein Richtig oder Falsch.

Situation: Bestimmte Schwierigkeiten mit Achtsamkeit an sich werden wiederholt thematisiert

- Schwierigkeiten beim Üben sind ganz normal. Die Gruppe bietet die Möglichkeit, Anregungen zu bekommen, wie mit diesen umgegangen werden kann. Wiederholte Diskussionen können jedoch ein Zeichen für ein Commitment-Problem sein, d. h. die Person stellt die Sinnhaftigkeit der Therapie in Frage. Eine Klärung der Bereitschaft zur Achtsamkeit sollte in Einzelgesprächen stattfinden.
- Die Gruppe kann sehr verunsichert werden und der Fokus auf Achtsamkeit geht verloren, wenn auf ernsthafte Commitment-Probleme im Rahmen der Achtsamkeitsgruppe eingegangen wird.

IV Anhang

Einverständniserklärung

Gruppenregeln für das Achtsamkeitstraining

Für eine angenehme Atmosphäre innerhalb der Gruppe und für das gegenseitige Vertrauen ist es wichtig, dass sich alle Teilnehmerinnen und Teilnehmer an bestimmte Regeln halten. Bitte lesen Sie die folgenden Regeln durch und überlegen Sie, ob Sie sich verpflichten können, sie einzuhalten:

1. Ich werde die Schweigepflicht einhalten (d. h. ich behandle alle in der Gruppe ausgetauschten persönlichen Informationen vertraulich).
2. Ich werde für eine regelmäßige Teilnahme an der Achtsamkeitsgruppe sorgen. Ich informiere die Gruppenleitung rechtzeitig vor dem Termin, wenn ich ernsthaft verhindert bin (fehle ich ohne Vorabsprache mehr als zwei Sitzungen hintereinander, muss ich zusammen mit der Gruppenleitung klären, ob eine weitere Teilnahme möglich ist).
3. Ich werde nichts unternehmen, was die Durchführung der Gruppe ernsthaft stören könnte.
4. Ich werde die anderen respektvoll behandeln.
5. Wenn ein Verlassen des Raums während der Sitzung notwendig ist, informiere ich die Gruppenleitung vorab darüber, wo ich hingehe und wann ich wiederkomme.
6. Ich bin damit einverstanden, zwischen den Sitzungen weitere Übungen (Hausaufgaben) zu machen.

Ich habe mich mit allen Regeln vertraut gemacht und verpflichte mich mit meiner Unterschrift zur Einhaltung.

Datum: _____

_____
Teilnehmerin/Teilnehmer

Infoblatt

Einführung in das Achtsamkeitstraining

> **Liebe Teilnehmerin, lieber Teilnehmer,**
>
> *wir freuen uns, dass Sie sich für die Teilnahme an unserer Achtsamkeitsgruppe interessieren. Dieses Informationsblatt soll Ihnen einen ersten Einblick in das Thema Achtsamkeit geben und dient als Vorbereitung für Ihre Teilnahme an der Gruppe. Wenn Sie Fragen zu den hier erhaltenen Informationen haben, sprechen Sie im Vorgespräch unbedingt Ihre Gruppenleitung darauf an.*

Was verstehen wir unter Achtsamkeit?

Achtsamkeit heißt, mit unserer ganzen Aufmerksamkeit und Konzentration bei dem zu sein, was *jetzt* gerade ist – was wir sehen, was wir riechen, was wir schmecken, was wir fühlen, was wir hören, was wir denken oder auch, welches Gefühl wir gerade haben. Statt mit unserer Aufmerksamkeit und unseren Gedanken ständig woanders als im gegenwärtigen Moment zu sein, entwickeln wir ein Bewusstsein für das »Hier und Jetzt« und können so das »wirkliche« Leben intensiver erfahren.

Neben wacher Aufmerksamkeit und Konzentration zeichnet sich Achtsamkeit durch eine offene und annehmende Haltung aus, d. h. wir nehmen die Dinge wahr, ohne zu bewerten. Wir nehmen den Moment genau so an, wie er ist, ohne nach dem zu greifen, was wir haben wollen oder uns von dem abzuwenden, was wir nicht mögen. Und in der Achtsamkeit ist es auch wichtig, sich auf das zu konzentrieren, was funktioniert und möglich ist – im Gegensatz zu dem, was wir gerne hätten, wie es ist oder was wir meinen, wie es sein sollte.

> **Kleiner Exkurs: Das Benennen**
>
> Um uns unsere häufig sehr flüchtigen Wahrnehmungen bewusster zu machen, können wir sie während der Übung benennen. Wenn wir z. B. bemerken, dass ein Gedanke auftaucht und uns ablenkt, können wir kurz sagen: »Gedanke«. Das Gleiche können wir tun, wenn wir Gefühle bemerken: »Ich spüre ein Gefühl von Wut.« Das Benennen hilft uns, unsere Wahrnehmungen zu ordnen und auch, uns von ihnen zu distanzieren.
>
> Sie werden überrascht sein, wie viel diese »kleine« Strategie bewirken kann!

Und wozu ist Achtsamkeit gut?

Durch Achtsamkeit verbessern wir unsere Selbstwahrnehmung, z. B. merken wir, welche Gedanken und Gefühle auftreten und wann sie sich verändern. Wir werden achtsam für Wahrnehmungen, die durch unsere Sinne auf uns einströmen, und erweitern die Wahrnehmung für Körperempfindungen und für unser Verhalten. Gleichzeitig lernen wir, uns von unseren Gedanken und Gefühlen zu distanzieren, sie wahrzunehmen, ohne sofort zu reagieren. Das ist eine wichtige Fähigkeit, um den Umgang mit unseren Gefühlen zu verbessern. Achtsamkeit schärft auch das Bewusstsein dafür, was um uns herum geschieht. Dadurch bekommen wir mehr Kontrolle über unsere Handlungen und auch über unser Erleben. Die Übung von Achtsamkeit befähigt uns, Abstand zu unangenehmen Gefühlen zu bekommen. Sicher kennen Sie das: Viele Ängste, Sorgen oder Traurigkeit entstehen durch Gedanken an die Vergangenheit oder Zukunft. Wenn wir uns jedoch mit der Gegenwart beschäftigen, stellen wir fest, dass wir uns aktuell keine Sorgen machen müssen.

Das heißt nicht, dass wir uns nie mit der Vergangenheit oder der Zukunft beschäftigen sollen. Selbstverständlich müssen wir auch für die Zukunft planen oder auch vergangene Ereignisse auswerten, um z. B. aus ihnen zu lernen oder auch Fehler wiedergutzumachen. Im Rahmen der Achtsamkeit üben wir jedoch ganz bewusst, im gegenwärtigen Moment zu verweilen.

Insgesamt beruhigt Achtsamkeit unsere Gedanken und verhilft uns zu einer ausgeglicheneren Sicht auf die Dinge des Alltags, unabhängig von Stimmungen und momentanen Gefühlen. Klingt das nicht vielversprechend?

Achtsamkeit lernen wir kennen, indem wir eigene Erfahrungen sammeln!

Könnten Sie jemandem genau erklären, wie man Fahrrad fährt? Das heißt, könnten Sie es beschreiben, wie man die Pedale treten muss und was wichtig ist, um die Balance zu halten? Sie könnten es natürlich versuchen, aber die Wahrscheinlichkeit ist nicht sehr hoch, dass jemand nur durch »Theorie« Fahrrad fahren lernt. Die konkrete Erfahrung muss jede und jeder für sich selbst machen. Wie bspw. Radfahren muss auch Achtsamkeit regelmäßig geübt werden – es ist wichtig, eigene Erfahrungen zu sammeln.

Es gibt jedoch auch einen wichtigen Unterschied zum Lernen des Fahrradfahrens: Achtsamkeit lernen wir nicht und können sie dann. Die Erfahrung wird immer wieder sehr unterschiedlich sein, so können wir uns z. B. mal besser konzentrieren, mal schlechter. Das gehört dazu.

Achtsamkeit führt nachweislich zu positiven Veränderungen im Gehirn. Diese stellen sich jedoch erst nach einigen Wochen regelmäßiger Übung ein. Deshalb ist das regelmäßige Üben so wichtig!

Im Verlauf der Achtsamkeitsgruppe lernen Sie eine Vielzahl von Übungen kennen

Dadurch bekommen Sie die Gelegenheit, auf ganz unterschiedliche Weise Erfahrungen mit der Übung von Achtsamkeit zu machen. Einige Übungen werden Ihnen spontan leichter fallen als andere. Das ist normal. Jede Übung gibt Ihnen jedoch die Möglichkeit, neue Erfahrungen zu sammeln. Jede Erfahrung ist wichtig. Seien Sie neugierig und finden Sie heraus, inwiefern Achtsamkeit auch für Sie persönlich hilfreich sein kann.

Schon nach einigen Wochen werden Sie merken, dass Sie ihre Achtsamkeit durch Übung ausdehnen und erweitern können.

Wir freuen uns auf Ihre Teilnahme!

Infoblatt

Ihre Basisübung:
Diese Übung soll Sie täglich begleiten!

Kurzinfo:

- Neben der Möglichkeit, Achtsamkeit in verschiedenen Situationen und mittels verschiedener Übungen zu entwickeln und anzuwenden, ist es eine wichtige Erfahrung, eine Übung täglich zu wiederholen. Dies trainiert die Fähigkeit, unabgelenkt und annehmend im gegenwärtigen Moment zu verweilen, auf besondere Weise. Sie werden merken: Es ist manchmal schwieriger, sich täglich auf ein- und dieselbe Übung einzulassen, aber Ihr Erfahrungsschatz wird sich erweitern und Sie bekommen die Möglichkeit, eine Entwicklung wahrzunehmen!
- *Wir möchten Sie deshalb ermutigen, begleitend zur Achtsamkeitsgruppe täglich ein und dieselbe Übung zu machen – das nennen wir Ihre »Basisübung«.*
- *Eine hervorragende Möglichkeit für regelmäßige Übung ist die Achtsamkeit auf den Atem.* Zwei mögliche Übungen stellen wir Ihnen unten vor. Können Sie sich für eine Achtsamkeitsübung auf den Atem als Basisübung entscheiden? Der Atem begleitet Sie durch den Alltag und durch das ganze Leben, er ist immer da. Deshalb bietet es sich an, ihn für die Übung zu nutzen.
- *Können Sie sich im Moment nicht vorstellen, Ihren Atem für die Übung zu nutzen, schauen Sie die anderen Vorschläge durch und üben Sie für einen begrenzten Zeitraum, z.B für eine oder zwei Wochen, mit einer der anderen Übungen (siehe unten), bevor Sie regelmäßig die Achtsamkeit auf den Atem üben, entweder als Ergänzung oder als alleinige Übung.* Oder vielleicht kennen Sie ja schon eine Übung, die als erste Basisübung dienen könnte?
- *Egal, für welche Übung Sie sich entscheiden:* Versuchen Sie nichts zu erzwingen. Es ist vollkommen normal, wenn Sie wiederholt abgelenkt sind. Dies zu bemerken heißt, dass Sie achtsam waren. Kehren Sie kontinuierlich mit Ihrer Aufmerksamkeit zur Übung zurück. Mit zunehmender Übung werden Sie merken, dass Sie die Fähigkeit entwickeln, besser im Moment zu verweilen.
- *Führen Sie die von Ihnen gewählte Übung täglich durch und verlängern Sie allmählich die Dauer der Übung.* Es ist hilfreich, die Zeiten vorab und von Woche zu Woche neu festzulegen.

Ein Beispiel:	Mein Plan:
Woche 1+2: Übungsdauer 2 Minuten	....
Woche 3+4: Übungsdauer 3 Minuten	....
Woche 5+6: Übungsdauer 5 Minuten	....
Woche 7+8: Übungsdauer 2x5 Minuten mit einer kurzen Pause zwischendurch	....
Woche 9+10: Übungsdauer 2x5 Minuten mit einer kurzen Pause zwischendurch	....
Woche 9+10: Übungsdauer 2x5 Minuten mit einer kurzen Pause zwischendurch	....
Woche 11+12: Übungsdauer 3x5 Minuten mit jeweils einer kurzen Pause zwischendurch	....

Im Folgenden stellen wir Ihnen verschiedene Übungen vor. Lesen Sie sich zunächst alle Übungen durch und wählen Sie dann eine Übung als Ihre Basisübung aus:

a. **Atem beobachten:**

Nehmen Sie eine achtsame Sitzhaltung ein (hierzu finden Sie Hinweise am Ende dieses Informationsblattes) und halten Sie einen Moment inne, bevor Sie fortfahren ... Gehen Sie dann mit Ihrer Aufmerksamkeit zu Ihrem Atem wie er kommt und geht. Ihr Atem ist immer da. Spüren Sie den Atem, wie er in Ihren Körper einströmt. Nehmen Sie den Moment wahr, bevor Ihr Einatmen in das Ausatmen übergeht. Beim Ausatmen konzentrieren Sie sich auf Ihren Atem, wie er aus Ihrem Körper herausströmt. Folgen Sie Ihrem Atem, ohne ihn zu verändern. Ihre Aufmerksamkeit ruht auf Ihrem Atem, wie er stetig kommt und geht. Begleiten Sie Ihren Atem, lenken Sie Ihre ganze Aufmerksamkeit auf diese Aufgabe: Der Atem strömt ein und wieder aus. Auftauchende Gedanken lassen Sie vorbeiziehen, ohne sie weiter zu verfolgen. Wann immer Sie bemerken, dass Sie abgelenkt waren, kehren Sie mit Ihrer Aufmerksamkeit zu Ihrem Atem zurück.

b. **Den Atem zählen** (Diese Übung ist eine andere Möglichkeit, den Atem für die Übung von Achtsamkeit zu nutzen. Das Zählen wird oft als hilfreich erlebt, um weniger abgelenkt zu sein):
Für die Übung nehmen Sie die achtsame Sitzhaltung ein und halten Sie einen Moment inne, bevor Sie fortfahren ... Konzentrieren Sie sich dann auf Ihren Atem, wie er kommt und geht. Begleiten Sie achtsam Ihren Atem, wie er einströmt und zählen Sie: Der Atem strömt ein – Eins. Begleiten Sie in gleicher Weise Ihren Atem, wie er wieder aus Ihrem Körper herausströmt: Der Atem strömt aus – Eins. Fahren Sie fort: Der Atem strömt ein – Zwei. Der Atem strömt aus – Zwei. Fahren Sie so fort, bis Sie bei zehn angekommen sind und beginnen Sie dann wieder bei Eins zu zählen. Wenn Sie vorher bemerken, dass Sie abgelenkt waren, fangen Sie sofort wieder bei Eins an zu zählen. Setzen Sie sich auch bei dieser Übung nicht unter Druck. Das Ziel ist nicht, bis 10 zu kommen. Das Zählen dient lediglich als Stütze für die Achtsamkeit. Das Ziel ist, sich jedes einzelnen Atemzugs so gut, wie es Ihnen möglich ist, bewusst zu sein.

c. **Achtsames Hören:**
Setzen Sie sich hin und nehmen Sie eine aufrechte und achtsame Körperhaltung ein. Halten Sie einen Moment inne, bevor Sie fortfahren ... Lenken Sie dann Ihre ganze Aufmerksamkeit auf die Geräusche, die Sie in Ihrer Umgebung wahrnehmen. Nehmen Sie diese Geräusche mit der größtmöglichen Achtsamkeit wahr. Konzentrieren Sie sich auf die Art des Geräuschs, auf die Lautstärke und auf die Nuancen, die entstehen. Seien Sie wie ein Aufnahmegerät, das jedes Geräusch registriert, ohne etwas zu ergänzen oder abzuziehen. Nehmen Sie die Geräusche wahr, ohne Sie zu interpretieren, ohne darüber nachzudenken, wo sie herkommen, von wem oder was sie verursacht werden. Konzentrieren Sie sich auf den Klang. Seien Sie offen für alle Geräusche in Ihrer Umgebung. Seien Sie achtsam für Gedanken, die Sie in die Vergangenheit oder Zukunft tragen und lassen Sie sie vorbeiziehen. Achten Sie auch auf aufkommende Bewertungen und lassen auch diese ziehen. Wenn Sie bemerken, dass Sie abgelenkt waren, kehren Sie mit Ihrer Aufmerksamkeit zur Übung zurück.

d. **Achtsamkeit für den Körper** (für diese Übung ist es hilfreich, sie während des Übens begleitend in einzelnen Abschnitten zu lesen bis Sie Ihnen so vertraut ist, dass Sie Ihre Aufmerksamkeit auch ohne zu lesen leiten können):
Erlauben Sie sich, hier zu sein, hier zu sitzen, zu stehen oder zu liegen. Gehen Sie nun mit Ihrer Aufmerksamkeit zu Ihrem rechten Fuß. Was nehmen Sie wahr? Nehmen Sie sich einen Moment Zeit, um sich auf die Wahrnehmungen in Ihrem Fuß zu konzentrieren. Gehen Sie dann weiter mit Ihrer Aufmerksamkeit die Wade und das Schienbein hinauf zum Knie, dann weiter bis zur Hüfte. Lassen Sie sich Zeit, um Ihrer Wahrnehmung Raum zu geben.

Verfahren Sie in gleicher Weise mit dem linken Bein. Lenken Sie jetzt Ihre Aufmerksamkeit auf Ihren Bauch und weiter zum Brustbereich. Seien Sie aufmerksam für alles, was Sie wahrnehmen und bewerten Sie nicht. Lassen Sie Ihre Aufmerksamkeit jetzt von der Hüfte den Rücken hinauf wandern. Was nehmen Sie wahr? Was spüren Sie in Ihren Schultern? Nun gehen Sie mit Ihrer Aufmerksamkeit zu Ihren Armen. Was nehmen Sie wahr? Es gibt noch immer nichts zu tun außer hier zu sein. Nun gehen Sie noch mit Ihrer Aufmerksamkeit zu den Wahrnehmungen von Kopf und Gesicht. Was nehmen Sie dort wahr? Zum Abschluss gehen Sie mit Ihrer Wahrnehmung nochmals kurz durch den ganzen Körper und beenden dann die Übung.

e. **Achtsames Gehen:**
Stellen Sie sich aufrecht hin und erspüren Sie den Kontakt der Füße zum Boden. Wenn Sie bereit sind, beginnen Sie vorwärts durch den Raum zu gehen. Seien Sie beim Gehen achtsam und offen für die Situation als Ganzes. Werden Sie »eins« mit Ihrer Bewegung und der Situation. Seien Sie gleichermaßen aufmerksam für die Bewegung und die Umgebung. Wenn Sie durch Gedanken oder Gefühle oder anderweitig abgelenkt sind, nehmen Sie die Ablenkung wahr und kehren mit Ihrer Aufmerksamkeit zurück in den Raum und zur Achtsamkeit für das Gehen im Raum. Finden Sie Ihr eigenes Gehtempo, so dass Sie achtsam sein können und in einen Bewegungsfluss kommen.

Hinweise für die Durchführung der Basisübung:

- Vor jeder Übung ist es sinnvoll, sich nochmals klar zu machen, warum wir Achtsamkeit üben. Lesen Sie deshalb diesen Abschnitt jeweils zu Beginn Ihrer Übungseinheit durch:
Achtsamkeit verbessert die Wahrnehmung für mich selbst und für das, was um mich herum geschieht. Durch Achtsamkeit übe ich anzunehmen, was ist – entgegen der Tendenz, immer mehr zu wollen von dem, was ich schon habe oder das zu wollen, was ich gerade nicht habe. Achtsamkeit wirkt der Tendenz entgegen, nach für mich Angenehmem zu greifen und Unangenehmes wegzuschieben. Dies fördert Gelassenheit und Ausgeglichenheit und macht mich bereit für neue Erfahrungen. Ich beobachte, wie Gedanken, Geräusche, Körperempfindungen und Gefühle kommen und wieder vergehen. Achtsamkeit ist deshalb auch die Grundlage für einen verbesserten Umgang mit Gefühlen. Durch Achtsamkeit kann ich ein besseres Verständnis für mich selbst bekommen und dafür, was ich will und brauche.
- Unsere Achtsamkeit können wir durch unsere Körperhaltung unterstützen. Für die Übungen im Sitzen hier ein paar Hinweise für die achtsame Sitzhaltung:
Rutschen Sie auf der Sitzfläche nach vorne auf die Stuhlkante. Setzen Sie sich aufrecht hin und achten Sie darauf, dass beide Füße Bodenkontakt haben. Wenn Sie mögen, stellen Sie sich vor, wie Ihr Kopf an einem klei-

nen Faden mit der Decke verbunden ist und von dort leicht getragen wird (Wenn Sie Erfahrung damit haben und es möchten, können Sie sich auch gerne mit überkreuzten Beinen auf ein kleines Kissen auf den Boden setzen, das rechte Bein liegt vor dem linken). Die Hände liegen im Schoß oder auf den Oberschenkeln. Achten Sie darauf, dass Sie zwar aufrecht, aber mit so wenig Anstrengung wie möglich sitzen. Das Kinn ist leicht zur Brust geneigt. Die Augen sind halb geöffnet. Der Blick ist locker vor Sie in den Raum gerichtet ohne einen Punkt zu fixieren.

Wichtig!
Haben Sie Fragen zur Durchführung und den einzelnen Übungen? Sprechen Sie Ihre Übungsleiter an. In der Gruppe bekommen Sie außerdem Gelegenheit, über Ihre Erfahrungen mit der Basisübung zu sprechen, wenn Sie das möchten. Wir sind sehr daran interessiert, was Ihre persönlichen Erfahrungen sind!

Infoblatt
Achtsamkeit im Alltag:
Nutzen Sie jede Gelegenheit!

> **Kurzinfo:**
>
> *Es gibt im Alltag viele Möglichkeiten, Achtsamkeit zu üben. Das Wichtigste bei aller Übung ist letztendlich, dass Achtsamkeit ein natürlicher Teil Ihres Alltags wird. Die untenstehenden Beispiele sollen Ihnen als Anregung dienen, wie Sie Achtsamkeit vertiefen und in Ihren Alltag integrieren können.*

Nutzen Sie Ihre Sinne für die Achtsamkeit:

- Etwas in der Umgebung achtsam beobachten, z. B. die Natur, Kinder auf dem Spielplatz, Wolken am Himmel oder ein Aquarium.
- Den Geräuschen in der Umgebung achtsam lauschen, z. B. Natur- oder Tiergeräuschen, Musik oder den Geräuschen in der Stadt.
- Achtsames Schmecken, z. B. während der Mahlzeiten, oder als besondere Übung zwischendurch, indem Sie bspw. Schokolade im Mund zergehen lassen.
- Die Düfte in Ihrer Umgebung achtsam wahrnehmen, z. B. den Duft von Blumen und Pflanzen oder Ihres Parfums oder Duschgels, den Geruch von Gewürzen oder die Gerüche in der Stadt.
- Mit geschlossenen Augen etwas mit den Händen ertasten, z. B. den Stuhl, auf dem Sie sitzen oder andere Gebrauchsgegenstände Ihres Alltags.

Seien Sie achtsam für sich selbst:

- Auf die eigene Sitzposition achten und die Wahrnehmungen im Körper benennen, z. B.: Ich spüre den Kontakt meiner Füße mit dem Boden; in meinen Händen ist ein Gefühl von Wärme ...
- Die eigenen Bedürfnisse wahrnehmen: Spüre ich Hunger oder Durst? Ist mir zu warm oder zu kalt? Bin ich müde und brauche eine Pause? Brauche ich körperliche Ruhe oder Bewegung? Oder ist es gut so wie es ist?
- Den eigenen Stresspegel während des Tages wahrnehmen. Eine Kurve aufmalen, z. B. jede Stunde das erlebte Stressniveau aufzeichnen (auf einer Skala von 0–100 %, 0 = keine Stressreaktion wahrgenommen, 100 % = extrem starke Stressreaktionen wahrgenommen).

Nutzen Sie bestimmte Situationen für Achtsamkeit:

- **Seien Sie achtsam bei alltäglichen Verrichtungen:** z. B. beim Zähne putzen, beim Aufräumen und Putzen der Wohnung oder des Zimmers, beim Fahrradfahren, beim Sport, Singen, Musizieren, beim Spielen mit Kindern, beim Basteln, Kochen etc.
- **Nutzen Sie Wartezeiten für Achtsamkeit:** Der Alltag beinhaltet viele Situationen, in denen unser Handlungsstrom unterbrochen wird – das Warten an der roten Ampel, das Warten bei einer Verabredung, das Warten, bis der PC hochgefahren ist, das Warten, bis die Veranstaltung beginnt, das Warten an der Kasse, die Zeit während einer Bus- oder Bahnfahrt usw. Nutzen Sie diese Gelegenheiten für Achtsamkeit. Konzentrieren Sie sich auf den Augenblick. Sie können Ihre Aufmerksamkeit auf Ihren Atem lenken, wie er kommt und geht. Sie können Ihre Aufmerksamkeit auf Ihre Körperwahrnehmungen lenken oder auf das, was um sie herum geschieht.
- **Nutzen Sie den Tagesbeginn für Achtsamkeit:** Die Zeit direkt nach dem Aufstehen eignet sich besonders gut für Achtsamkeit, weil wir noch nicht so abgelenkt durch die zahlreichen Reize des Tages sind. Achtsamkeit kann uns auch helfen, wach zu werden und Abstand zu möglichen unangenehmen Träumen zu bekommen. Setzen Sie sich nach dem Aufwachen auf die Bettkante und konzentrieren sich für ein paar Atemzüge auf Ihren Atem, wie er kommt und geht. Schauen Sie sich dann in Ihrem Zimmer um und nehmen Sie bewusst wahr, was Sie sehen. Wenn Sie möchten, sagen Sie am Ende zu sich selbst: *Ich möchte mich heute bemühen, so achtsam wie möglich zu sein.*
- **Den Tag achtsam beenden:** Achtsamkeit am Tagesende kann uns helfen, unsere Eindrücke des Tages loszulassen und uns auf die Nacht einzustellen. Setzen Sie sich hin und lassen Ihre Gedanken vorbeiziehen. Konzentrieren Sie sich auf Ihren Atem, wie er kommt und geht.
- **Positive Ereignisse für Achtsamkeit nutzen:** Wie viele positive Ereignisse haben Sie schon erlebt und sich hinterher geärgert, weil sie viel zu schnell vergangen sind und Sie sie gar nicht richtig genossen haben? Nehmen Sie sich die Zeit und seien Sie achtsam bei positiven Ereignissen in Ihrem Leben (z. B. Geburtstage, andere Feste, das Wiedersehen mit einem geliebten Menschen, eine gute Nachricht bekommen usw.).

IV Anhang

Übungsprotokoll für die Woche

Von _____ bis _____, Sitzung Nr._____

Bitte füllen Sie das Übungsprotokoll täglich aus.

1. Kreuzen Sie an, ob Sie die jeweilige Übung gemacht haben. Machen Sie sich auch Notizen zu Ihren Erfahrungen: *Was haben Sie wahrgenommen? Wie war Ihre Erfahrung?*
2. Führen Sie die Hausaufgaben der Woche nach den Vorgaben im Hausaufgabenblatt oder, wenn gewünscht, auch öfter als vorgegeben, durch.
3. Führen Sie Ihre Basisübung täglich durch. Legen Sie schon jetzt die Dauer der Übung für die kommende Übungswoche fest: _____ Minuten

	Basisübung gemacht	Basisübung Notizen	Hausaufgabe gemacht	Hausaufgabe Notizen
Montag	Ja / Nein		Ja / Nein	
Dienstag	Ja / Nein		Ja / Nein	
Mittwoch	Ja / Nein		Ja / Nein	
Donnerstag	Ja / Nein		Ja / Nein	
Freitag	Ja / Nein		Ja / Nein	
Samstag	Ja / Nein		Ja / Nein	
Sonntag	Ja / Nein		Ja / Nein	

Literatur

Baer RA (2003). Mindfulness training as a clinical intervention: A conceptual and empirical review. Clinical Psychology: Science and Practice, 10, 125–143.

Baer RA, Smith GT, Hopkins J, Krietemeyer J, Toney L (2006). Using self-report assessment methods to explore facets of mindfulness. Assessment, 13, 27–45.

Bishop SR (2002). What do we really know about mindfulness based stress reduction? Psychosomatic Medicine, 64, 71–84.

Bohus M, Wolf-Arehult M (2013). Interaktives Skillstraining für Borderline-Patienten. Das Therapeutenmanual. 2. Auflage. Stuttgart: Schattauer.

Brahm A (2009). Die Kuh, die weinte. München: Lotos.

Dalai Lama (2002). How to practice: The way to a meaningful life. New York: Pocket Books.

Davidson RJ, Kabat-Zinn J, Schumacher J, Rosenkranz M, Muller D, Santorelli SF, Urbanowski F, Harrington A, Bonus K, Sheridan JF (2003). Alterations in Brain and Immune Function Produced by Mindfulness Meditation. Psychosomatic Medicine, 65, 564–570.

Gendün Rinpoche (2001). Herzensunterweisungen eines Mahamudra-Meisters. 2. Aufl. Berlin: Theseus Verlag.

Gilbert P (2009). Introducing compassion-focused therapy. Advances in psychiatric treatment, 15, 199-208.

Gilbert P (2013). Compassion Focused Therapy. Junfermann Verlag: Paderborn

Gilbert P, Procter S (2006). Compassionate mind training for people with high shame and self-criticism: A pilot study of a group therapy approach. Clinical Psychology and Psychotherapy, 13, 353-379.

Grossman P, Niemann L, Schmidt S, Walach H (2004). Mindfulness-based stress reduction and health benefits: A meta-analysis. Journal of Psychosomatic Research, 57, 35–43.

Hayes SC, Batten SV (2000). Acceptance and Commitment Therapy. European Psychotherapy, 1, 2–9.

Hayes SC, Strosahl KD, Wilson KG (1999). Acceptance and Commitment Therapy: An experimental approach to behavior change. New York: Guilford Press.

Hayes SC, Strosahl KD, Wilson KG, Bissett RT, Pistorello J, Toarmino D, Polusny M, Dykstra TA, Batten SV, Bergan J, Stewart SH, Zvolensky MJ, Eifert GH, Bond FW, Forsyth JP, Karekla M, McCurry SM (2004). Measuring experimental avoidance: A preliminary test of a working model. The Psychological Record, 54, 553–578.

Heidenreich T, Tuin I, Pflug B, Michal M, Michalak J (2006). Mindfulness-based cognitive therapy for persistent insomnia: A pilot study. Psychotherapy and Psychosomatics, 75, 188–189.

Hoffmann SG, Sawyer AT, Witt AA, Oh D (2010). The Effect of Mindfulness-Based Therapy on Anxiety and Depression: A Meta-Analytic Review. Journal of Consulting and Clinical Psychology, 78, 169–183.

Hölzel BK, Carmody J, Vangel M, Congleton C, Yerramsetti SM, Gard T, Lazar SW (2011). Mindfulness practice leads to increases in regional brain gray matter density. Psychiatry Research: Neuroimaging., 191, 36–43.

Hölzel BK, Hoge EA, Greve DN, Gard T, Creswell JD, Brown KW, Feldman Barrett L, Schwartz C, Vaitl D, Lazar SW (2013). Neural mechanisms of symptom improvements in generalized anxiety disorder following mindfulness training. NeuroImage: Clinical, 2, 448–458.

Hupfield J, Ruffieux N (2011). Validierung einer deutschen Version der Self-Compassion Scale (SCS-D). Zeitschrift für Klinische Psychologie und Psychotherapie, 40, 115–123.

Kabat-Zinn J (1990). Full catastrophe living: The program of the Stress Reduction Clinic at the University of Massachusetts Medical Center. New York: Dell Publishing.

Koons CR, Robins CJ, Tweed JL, Lynch TR, Gonzalez AM, Morse JQ, Bishop GK, Butterfield MI, Bastian LA (2001). Efficacy of dialectical behavior therapy in women veterans with borderline personality disorder. Behavior Therapy, 32, 371–390.

Körner A, Coroiu A, Copeland L, Gomez-Garibello C, Albani C, Zenger M, Brähler E (2015). The role of self-compassion in buffering symptoms of depression in the general population. PLoS ONE, 10 (10): e0136598.

Laneri D, Schuster, V, Dietsche B, Jansen A, Ott U, Sommer J (2016). Effects of Long-Term Mindfulness Meditation on Brain's White Matter Microstructure and its Aging. Frontiers in Aging Neuroscience, 7 (article 254), 1-12.

Leaviss J, Uttley L (2015). Psychotherapeutic benefits of compassion-focused therapy: an early systematic review. Psychological Medicine, 45, 927–945.

Linehan MM (1993). Cognitive behavioral treatment of borderline personality disorder. Guilford Press: New York.

Linehan MM (2015a). DBT Skills Training Manual. Second edition. Guilford Press: New York.

Linehan MM (2015b) Skills Training. Handouts and Worksheets. Second Edition. Guilford Press. New York

Linehan MM, Armstrong, HE, Suarez A, Allmon D, Heard HL (1991). Cognitive-behavioral treatment of chronically parasuicidal borderline patients. Archives of General Psychiatry, 48, 1060–1064.

Linehan MM, Comtois KA, Murray AM, Brown MZ, Gallop RJ, Heard HL, Korslund KE, Tutek DA, Reynolds SK, Lindenboim N (2006) Two year randomized controlled trial and follow-up of dialectical behavior therapy vs. therapy by experts for suicidal behaviors and borderline personality disorder. Archives of General Psychiatry, 62, 1–10.

Lutz A, Brefczynski-Lewis J, Johnstone T, Davidson RJ (2008). Regulation of the neural circuitry of emotion by compassion meditation: Effects of the meditative expertise. Public Library of Science, 3: 1-5.

Lynch TR (2018). Radically Open Dialectical Behavior Therapy. Theory and Practice for Treating Disorders of Overcontrol. New Harbinger Publications, Inc: Oakland.

Lynch TR, Chapman AL, Rosenthal MZ, Kuo JR, Linehan MM (2006). Mechanisms of change in dialectical behavior therapy: Theoretical and empirical observations. Journal of Clinical Psychology, 62, 459–480.

Lynch TR, Trost WT, Salsman N, Linehan MM (2007). Dialectical Behavior Therapy for Borderline Personality Disorder, Annu. Rev. Clin. Psychol., 3, 181–205

MacBeth A, Gumley A (2012) Exploring compassion: A meta-analysis of the association between self-compassion and psychopathology. Clinical Psychology Review, 32, 545-552.

Michalak J, Heidenreich T, Bohus M (2006). Achtsamkeit und Akzeptanz in der Psychotherapie. Gegenwärtiger Forschungsstand und Forschungsentwicklung. Zeitschrift für Psychiatrie, Psychologie und Psychotherapie, 54, 241–253.

Neff KD (2003a). Self-compassion: An alternative conceptualization of a healthy attitude toward oneself. Self and Identity, 2, 85-102.

Neff KD (2003b). The development and validation of a scale to measure self-compassion. Self and Identity, 2, 223-250.

Neff KD, Rude SS, Kirkpatrick KL (2007). An examination of self-compassion in relation to positive psychological functioning and personality traits. Journal of Research in Personality, 41, 908-916.

Tang YY, Leve LD (2016). A translational neuroscience perspective on mindfulness meditation as a prevention strategy. Translational Behavioral Medicine, 6, 63-72.

Teasdale JD, Moore RG, Hayhurst H, Pope M, Williams S, Segal ZV (2002). Metacognitive awareness and prevention of relapse in depression: Empirical evidence. Journal of Consulting and Clinical Psychology, 70, 275–287.

Teasdale JD, Segal ZV, Zindel, V, Williams JMG, Ridgeway, VA, Soulsby, JM, Lau, MA (2000). Prevention of relapse/recurrency in major depression by mindfulness-based cognitive therapy. Journal of Consulting and Clinical Psychology, 68, 615–623.

Thich Nhat Hanh (1998) Schritte der Achtsamkeit – Eine Reise an den Ursprung des Buddhismus. 12. Auflage. Freiburg: Verlag Herder.

Thich Nhat Hanh (2001) Das Wunder der Achtsamkeit. Einführung in die Meditation. 10. Auflage. Berlin: Theseus Verlag.

van den Bosch LMC, Koeter MWJ, Stijnen T, Verheul R, van den Brink W (2005). Sustained efficacy of dialectical behavior therapy for borderline personality disorder. Behaviour Research and Therapy, 43, 1231–1241.

Witkiewitz K, Marlatt GA, Walker D (2005). Mindfulness-Based relapse prevention for alcohol and substance use disorders. Journal of Cognitive Psychotherapy, 19, 211–228.

Witkiewitz K, Marlatt GA, Walker D (2006). Mindfulness-Based relapse prevention for alcohol use disorders: The meditative tortoise wins the race. Journal of Cognitive Psychotherapy, 19, 221–228.

Stichwortverzeichnis

A

Abschweifen, mit Gedanken 133
Acceptance and Commitment Therapy (ACT) 27
Achtsamkeit
- Anwendungsbereiche 26
- Essenz von 19, 22
- für den Körper 77, 85, 147
- für uns selbst 83, 85, 150
- im Alltag 21, 23 f.
- Nutzen für die Psychotherapie 13
- Übung von 22
- Ziel 24, 38
Achtsamkeit auf den Atem 24
Akzeptanz 118
Anhaftung 21, 107
Anspannung 33, 134, 137
Ansprüche, hohe 76
Ärger 105
Atem beobachten 146
- beim Gehen 122
- im Sitzen 121
Atem zählen 119, 147
Aufgaben aufschieben 94
Aufmerksamkeit
- auf ein Objekt 70
- fokussieren 24, 70
Aufnahmegespräch 37, 137
Autopilot-Modus 19, 52, 54 f.

B

Basisübung 24, 39 f., 42, 145
Bedürfnisse, körperliche 85
Benennen 25, 142
Bewertung 20, 58, 96
Bewusstheit 19, 22, 24
Beziehungskonflikte 32
Biologische Effekte 29
Body-Scan 27
Borderline-Persönlichkeitsstörung 28

C

Commitmentarbeit 33
Commitment-Problem 137
Compassion Focused Therapy 30

D

Dialektisch-Behaviorale Therapie (DBT) 28
- Fertigkeitentraining 28
Dissoziation 38, 135, 137
- Frühwarnzeichen 135

E

Einführung
- für neue Teilnehmer 37
- Informationsblatt 142
Eins werden 70, 73
Einverständniserklärung 141
Einzeltherapeut, Rolle des 32
Erfahrungen, eigene 36, 143
Erfahrungsaustausch 40 f., 43
Erwartungen 133

G

Gefühle 21, 105, 109, 134
Gehen, achtsames 71, 148
Gehörsinn 91
Gendün Rinpoche 21
Geräusche, Störung durch 135
Geruchssinn 67
Gilbert, Paul 30
Gruppe
- Absage 136
- geschlossene 31
- Leitung 32
- offene 31, 37
- Rahmenbedingungen und Struktur 31, 39
- Regeln 33, 39, 141
- zu spät kommen 136
Gruppendynamische Prozesse 31

157

H

Haltung, nicht-bewertende, annehmende 19 f., 59, 118, 121, 133, 142
Hausaufgaben 34, 38, 137
Hausaufgabenbesprechung 40
Hören, achtsames 88, 147

K

Kabat-Zinn, J. 22, 27
Klangschale 26
Konzentrationsfähigkeit, beeinträchtigte 26
Kopf durch die Wand-Strategie 121
Körperhaltung, achtsame 25, 148
Kosten-Nutzen-Abwägung 38
Krisen, Umgang mit 34

L

Langeweile 134
Lernatmosphäre 35
Linehan, M. 28

M

Mandela, N. 117 f.
Meditation 21
Metta-Meditation 129
Mindfulness-Based Cognitive Therapy (MBCT) 27
Mindfulness-Based Stress Reduction (MBSR) 27
Mitgefühl 30, 50, 125, 128
Motivation 40
Motivationsarbeit 33
Motivierung 26, 37 f.

N

Neff, Kristin 30

P

Perfektionismus 76
Phúc, K. 117 f.

R

Raum verlassen 33
Riechen, achtsames 64, 67

S

Schweigepflicht 33
Sehen, achtsames 99, 102
Selbstmitgefühl 30, 50, 124
Selbstkritik 30, 50, 123 f., 128
Sich unter Druck setzen 133
Sinnesreize 64
Sitzhaltung, achtsame 25, 148
Sitzung
– Ablauf 40
– Struktur 40
– Übung der Sitzung 41 f.
Spüren, achtsames 113, 115
Stress 76

T

Tastsinn 113, 115
Tatsachen als Tatsachen beschreiben 59
Teasdale, J. 27
Teilnahme, regelmäßige 33
Therapiestörendes Verhalten 33
Thich Nhat Hanh 22, 27

U

Übung
– Basisübung 24, 39 f., 42
– formale 24
– im Alltag 22
Übungsdauer 26, 146
Übungsgruppe 42
Übungsprotokoll 37, 152
Umgang mit Schwierigkeiten
– Schwierigkeiten beim Üben 133
– Schwierigkeiten in der Gruppensituation 136
Unpünktlichkeit 136
Unruhe, innere 38, 134

V

Van Almsick, Franziska 73
Verhaltensmuster, eingefahrene 20, 35

W

Wahrnehmung
– für uns selbst 85
– unmittelbare 64
Weisheit, innere 83
Wünsche und Bedürfnisse 82

Z

Zerstreuung 24, 43
Zweifel des Teilnehmers 38